NHK出版　病気がわかる本

心房細動に悩むあなたへ

改訂版

山下武志
心臓血管研究所所長

NHK出版

【もくじ】

Part 1 心房細動って何？

【Q&A】

Part 2 心房細動と聞いて抱く不安

【Q&A】

Part 4 心房細動の「ドキドキ感」をなんとかしたい……

【Q&A】

Printed in Japan
デザイン：中井辰也（GIRO）
イラスト：タテノカズヒロ
校正：ペーパーハウス

※本書の情報は、基本的に2015年12月現在のものです。

Part

1

心房細動って何？

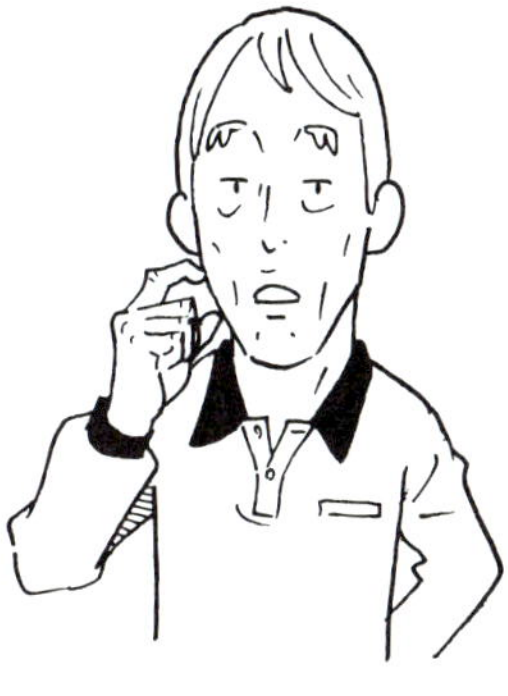

「心房細動」という病名を知っていましたか？

「心房細動」――はじめてこの言葉を聞いた時、どんな感じがしたでしょう？　「しんぼうさいどう」という音から、この漢字をすぐに頭に思い浮かべられたでしょうか？　心房細動という病名は今から約100年前に名付けられています。歴史は古いのですが、なかなか一般化した病名になっていません。高血圧、糖尿病、心筋梗塞、心不全、肺炎、癌《がん》などとはその知名度が全く異なります。実際、私が患者さんにはじめてこの病名を伝えるときには、いつも紙に漢字を書いて見せているぐらいです。

その昔、検査が全くなかった時代から、この病気の存在はわかっていたそうです。「手首で脈をとってみると、全く規則性がなく、てんでバラバラになっている」という病気として発見されました。その後、心電図という検査法が発明され、その記録から「心房細動」という名前がつきました。昔の人と同じように、まずはややこしく考えず、心房細動は「脈がてんでバラバラになる」ものと思ってください。

では、健康な人の脈はどうなのでしょう？　手首で脈をとると、いつも正確に一定というわけではありませんが、規則的な脈が触れるはずです。これを、「正常洞調律《とうちょうりつ》」と呼んでいます。脈拍は心臓から流れる血液の拍動なので、心臓のポンプ活動を指で触れていることになります。ここでポンプを想像してみましょう（例：車のエンジン、浮き輪に空気を入れるポンプ、自転車の空気入れ、井戸のくみ上げポンプなど）。世の中にあるポンプの多くは、規則的に動くように設計されています。それは、そのほうがポンプの効率が上がるためです。

健康な人の脈は、規則的であるばかりがその特徴ではありません。規則的でありながら、運動すると脈拍数はゆっくり上がり、就寝するとゆっくり下がります（車のエンジンの回転数に似ています）。体が必要とする酸素や栄養分の量は、その時の状況に応じて常に変動しています。心臓は酸素や栄養分を含む血液を全身に送り出すポンプなのですから、体の要求に合わせて、送り出す血液量をうまく調節する必要がありますね。エンジンの回転数と同じように、心臓はその脈拍数を上下動させて対応しているのです。

こう考えると、健康な人の正常洞調律は見事なものです。この正常洞調律が乱れた状態を、すべてまとめて「不整脈」と呼んでいます。心房細動は、てんでバラバラな脈ですから、この不整脈の一種ということになりますね。不整脈では、正常な状態に比べてポンプの効率が悪く、全身が必要とする血液量を送ることができなかったり、あるいは逆に不必要に送られすぎてしまうことがあるかもしれません。心房細動は不整脈の1つであり、心臓のポンプ活動が効率的でなくなる病気の一種だということはおわかりいただけたでしょうか？

伝えたいこと

「心房細動」は脈がてんでバラバラになる、「不整脈」の1つ。

心房細動で起きていること

さて、心房細動がどんな不整脈であるか、もう少し詳しく説明してみましょう。

心臓は、「心房」と「心室」に大きく分けられます。小学校の理科で習ったはずですが、多くの方はもう忘れてしまっているかもしれません。心房は血液をためておく場所、心室は全身と肺に血液を送り出すポンプの役割をしています。健康な状態では、肺や全身から心臓に戻ってきた血液は一度心房にたくわえられます。その後、規則的な電気信号に従って心房が収縮し、たくわえた血液をポンプである心室に送り出します。こうやって血液を受け入れた心室は、その電気信号に従って規則的に収縮し、全身と肺に血液を送り出します。健康な人ではこのように血液は滞りなく、スムーズに流れています。

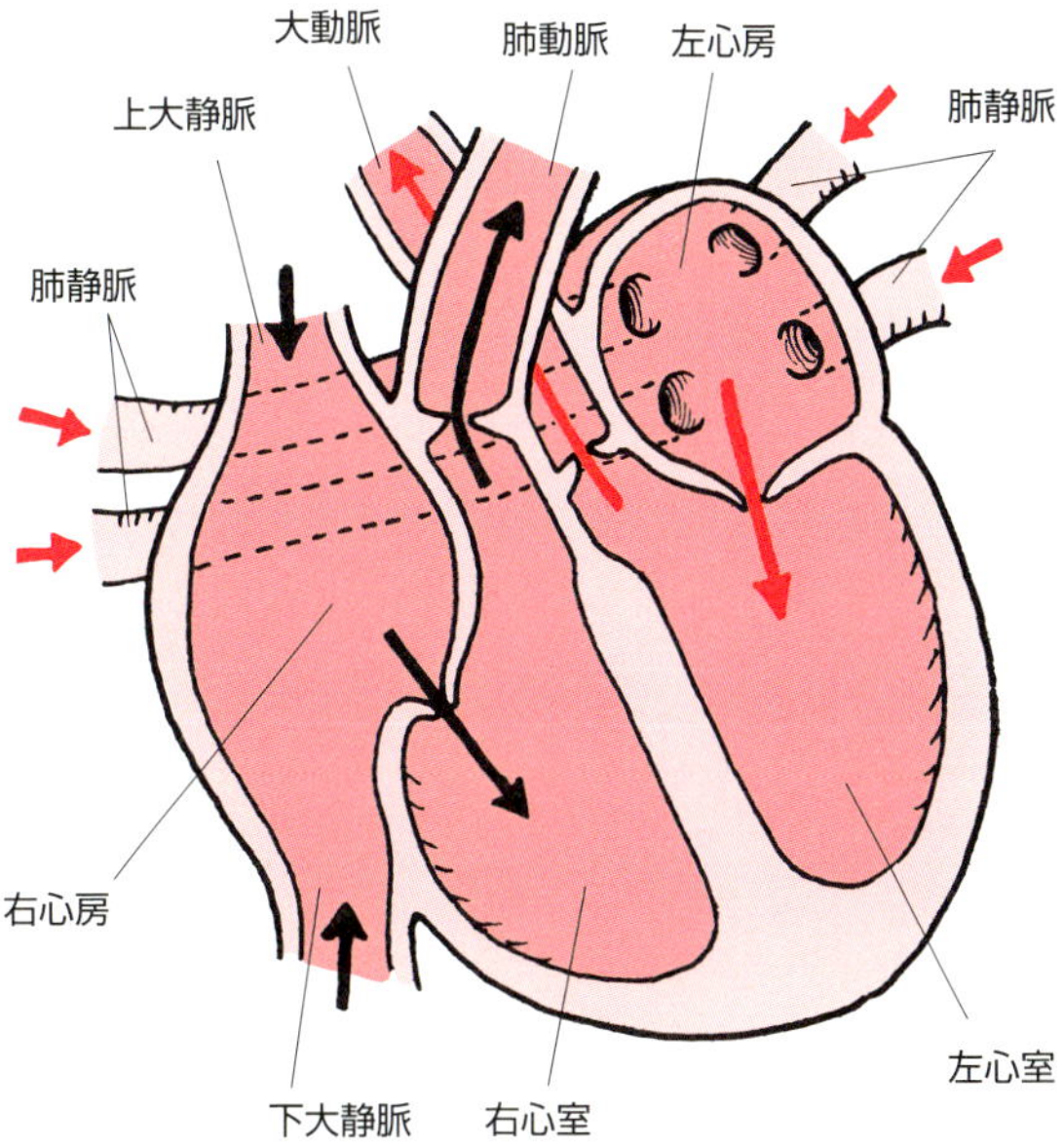

全身から心臓に戻る血液は、「上大静脈・下大静脈→右心房→右心室→肺動脈」と流れて肺に送られる。肺で二酸化炭素を放出して酸素を取りこんだ血液は、今度は「肺→肺静脈→左心房→左心室→大動脈」と流れて再び全身へ運ばれる。心臓は、この血液循環でポンプの役割を果たしている。

では、心房細動ではどうなのでしょう。「心房が細かく動く」という病名が表すとおり、血液をたくわえる心房は、絶えず細かなさざ波のような、そして不規則な動きを繰り返しています。小さな動きで、実際には心房は大きく収縮できていないので、血液は心房によどみがちになります。ポンプである心室の収縮はしっかりとしていますが、心房の細かな動きの影響を受けて不規則な収縮になります。その結果として、脈がバラバラになるわけです。この心房細動はあくまでも心房の病気です。ポンプである心室は、効率が悪くても必要な血液を全身と肺に送り出すことができています。

伝えたいこと

心房細動では、心房に血液がよどみやすくなり、心室のポンプ機能はやや非効率的になります。

なぜ、このような奇妙な心臓の動きになるのでしょう。それは、心臓の電気信号が変調を来すからだとされています。正常な状態では、「洞結節《どうけっせつ》」という場所で1分間に50~100回の規則的な電気信号が作られ、それが心房に伝わり、その後、心室に伝わっていきます。この信号に従って、規則的に心房→心室の順に収縮が生じているのです。心房細動では、心房の中ででたらめな速い電気信号(1分間に350回以上)が勝手に生じ、その一部だけが心室に伝わっているような状態になります。心房細動は、心房の電気信号の病気なのです。

生まれながらに心房細動であるという人はきわめてまれです。正常洞調律から徐々に心房細動になり、やがて心房細動として固定すると考えられています。「徐々に」というのはどういうことでしょう? 多くの心房細動ははじめは一過性に(発作的に)生じるのです。たとえ一時的に心房細動になったとしても、自然にその心房細動は停止して、正常洞調律に戻ります。そして、このような一過性のできごと(発作と呼んでいます)の頻度も当初は少ないのです。例えば「1か月の間に数時間だけ心房細動になるが、ほとんどの間は正常」というような形で発症します。このような状態を、発作的に心房細動が生じていることから「発作性心房細動」と呼んでいます。やがてこの発作の持続時間が長くなり、あるいはその頻度がゆっくりと増え、最終的には正常な洞調律に戻ることができなくなり、ずっと心房細動のままとなります。これを「慢性心房細動」と呼んでいます。電気信号の不調は当初は発作的に生じるわけですが、長期間をかけて慢性的なものになることが多いわけです。

伝えたいこと

心房細動には、発作性心房細動と慢性心房細動があります。多くの場合、発作性心房細動として発症し、放置すると長期間をかけて慢性心房細動に移行していきます。

心房細動はありふれた病気

さて、病気の説明だけを聞いていると、なぜか心房細動を、「非常に怖い、まれな病気」と感じてしまうのは不思議なものです。ここで視点を変えて、心房細動は珍しい病気なのかどうかを知っておきましょう。少し気持ちが変わるはずです。

ざっくりとした数字を示してみましょう。健康診断のデータから、慢性心房細動の患者さんは日本に約100万人いると考えられています。発作性心房細動の患者数は不明なのですが、経験的に慢性心房細動に近い数字と思われますので、慢性と発作性の両者を合わせた心房細動患者数は日本で約200万人、つまり約60人に1人が心房細動をもっているということになります。ずいぶん多いなと感じませんか？

伝えたいこと

心房細動はまれな病気ではありません。ありふれた病気です。

そして、「心房細動は心房に血液がよどんで、ポンプ機能が非効率的になる病気である」という知識と、「心房細動はありふれた病気である」という情報は、少し乖離《かいり》している気がしませんか。心房細動における血液のよどみ具合、あるいはポンプの非効率性は、その程度が問題なのです。患者さんによって程度が大きく異なります。そして、血液のよどみ具合、あるいはポンプ

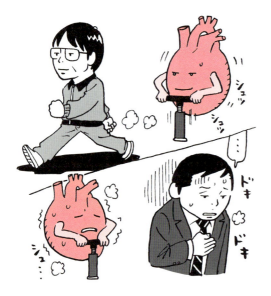

の非効率性が軽い患者さんがそれなりに多いのです。心房細動をもつ患者さんがすべて、血液がよどみやすく、ポンプの効率が悪いならば、生命にも影響しかねない状態ということですから、日本に心房細動の患者さんがこれほど多くはいないはずですね。

伝えたいこと

心房における血液のよどみ具合、ポンプ機能の悪化の程度は人によってさまざまです。

そして、心房細動そのものは決して死亡の直接的な原因にならないことも付け加えておきます。病気の内容を正確に知るだけでなく、同時に冷静に受け止めることも重要です。病気の内容を知るとその病気が重篤な病気に感じられ、不安にもなりますが、「治療に焦りは禁物」ということも忘れないでください。

心房細動と検査

心房細動は、心房細動が記録された心電図が1枚あれば診断がつきます。診断がつけばすぐに治療できるのだろうと考えるのはもっともなのですが、なかなかそういうわけにはいきません。「○

◯癌」と診断されたらすぐに治療に移れるわけではないのと同じです。「どんな種類の癌なのか？」「癌の広がりはどうなのか？」「癌の転移はあるのか？」などを検査で調べてから治療方針を決定していくのと同じように、どのような心房細動なのかを医師が評価してはじめて治療できるようになるのです。

伝えたいこと

心房細動の治療は1つではなく、患者さんそれぞれに合った治療が必要です。

患者さんそれぞれに合った治療を選ぶためには、どんな心房細動なのかを調べなければなりません。同じ心房細動でも、患者さんそれぞれで血液のよどみ具合やポンプの非効率性が異なるからです。極端な場合、心房細動であるにもかかわらず、血液がほとんどよどまず、ポンプも効率的で、総合的に見て健康な人と変わらないこともあるのです。健康な人とあまり変わらないのであれば、その時点では治療はいらないということも十分にあり得ますね。

では、どんな心房細動なのかをどうやって調べるのでしょう。そのために、心電図以外の検査が必要になります。一般的に、胸部レントゲン検査、血液検査・尿検査が行われますが、さらに次のような検査が必要になることがあります。

● **心臓超音波検査**……心臓エコー検査とも呼ばれています。妊娠中に赤ちゃんの様子を観察する検査と同じような検査です。患者さんに横になってもらい、胸から超音波を当てて、心臓の大きさや動きなどを観察します。心房細動によってどの程度ポンプ機能が落ちているか、心房細動以外に心臓の病気はないかなどを調べます。

●24時間心電図検査……外来で行う、小さな弁当箱程度の大きさの機械に24時間の心電図を記録する検査で、ホルター心電図検査とも呼ばれています。発作性心房細動の場合には患者さんの感じる症状と心房細動の発作が一致しているかどうか、その頻度や持続時間がどうかなどを調べます。慢性心房細動の場合には1日の心拍数（ポンプが収縮する回数）が適切かどうかなどを知ることができます。

●運動負荷心電図検査……心電図の電極をつけた状態で、ベルトコンベアーに似たトレッドミル、もしくは自転車に似たエルゴメーターなどの装置を使って運動してもらう検査です。心房細動によって運動能力が落ちていないか、あるいは心房細動の原因となる虚血性心臓病（狭心症など、心臓を養う血管に動脈硬化が生じる病気）がないかどうかを知ることができます。

●経食道心臓超音波検査……心臓超音波検査では胸の表面から超音波を当てるので、心臓の奥にある心房の情報は得られにくいとされています。心房の血液がどの程度よどんでいるかを正確に知るために、この検査が用いられます。食道はちょうど心臓の裏にあるので、食道から超音波を当てると心房の情報を正確に得ることができます。この検査は一部の心房細動患者さんに行われます。検査としては胃カメラ（内視鏡検査）とよく似ています。

伝えたいこと

さまざまな検査結果を総合的に判断してはじめて、どんな心房細動であるかが診断されます。

Part 1 心房細動って何？

Q&A

1. 心房細動ってどうやって見つかるの？

心房細動と診断される道筋には主に2つのパターンがあります。1つ目は患者さんが自分から病院を訪れる場合、2つ目は誰かのアドバイスで病院を受診する場合です。

①患者さんが自分から病院を訪れる場合

動悸《どうき》、息切れなどの自覚症状がある場合、その症状が心配になって病院で調べてもらおうと思うことは普通のことですね。動悸のすべてが心房細動あるいは不整脈であるとは限りませんので、病院ではまず患者さんの訴える動悸の原因を調べることになります。

心電図検査、24時間心電図検査、携帯型心電計などを用いて検査を行います。自覚症状がある時の心電図が記録されて、その心電図が心房細動の特徴を備えていれば、心房細動だという診断がつくことになります。多くは発作的に心房細動が起こった際に動悸や息切れが生じる「発作性心房細動」ですが、時に「慢性心房細動」であることもあります。

②誰かのアドバイスで病院を受診する場合

患者さん本人にほとんど自覚症状がない場合、患者さんが自分から病院を受診する機会はないでしょう。しかし、日本では、多くの方が定期的に心電図検査を受けています。健康診断、人間ドック、あるいは高血圧や糖尿病などの通院治療中に定期的な検査として、心電図検査が行われます。このような際に偶然心房細動が記録されることがあるのです。健康診断や人間ドックを実施した施設、あるいはかかりつけ医は、患者さんに心房細動であることを伝え、専門の病院を受診することを勧めます。このアドバイスに従って、患者さんは病院を受診することになりますが、この場合は病院を受診する前にすでに心房細動だという診断がついていることになります。

あなたはどのようにして心房細動と診断されましたか？　心房細動だからいつも症状があるのだろうと思われがちですが、現在の高齢化社会では症状のない方が心房細動の約半数近くを占めるというデータもあります。健康診断や人間ドックがなければ半数は見つからないままなのかもしれません。定期的な心電図検査を受けることは重要ですね。なお、心房細動で専門の医療機関の受診を勧められた場合には、「循環器内科」という標榜《ひょうぼう》科目のある病院を受診することが望ましいでしょう。

伝えたいこと

心房細動は症状のある場合とない場合があります。高齢化社会では、症状のない心房細動が昔より増加しています。

2. 心房細動と心室細動って何が違うの？

心房細動をもつ患者さんから、「私は心室細動なのですか？」と、心室細動についての新聞や雑誌の記事などを見せて尋ねられることがあります。確かに「房」と「室」の一字違いなので、似たような病気に感じてしまうのは無理のないことです。

心房細動は「心房」が細かく震える不整脈、心室細動は「心室」が細かく震える不整脈……こう説明されてもピンとこないかもしれません。しかし、両者は全く異なる病気です。心室細動は突然死の原因となる大変危険な不整脈ですが、心房細動との間に直接的な関連性はないので、安心してください。

心房は血液の貯蔵庫、心室はポンプでした。心房細動では、血液の貯蔵庫が細かく震えて、その結果として貯蔵庫で血液がよどみやすくなりますが、ポンプは正常なので全身へ血液をきちんと送り出しています。一方で、心室細動では、ポンプ自身が細かく震えることになるので、全身に全く血液を送ることができなくなるのです。

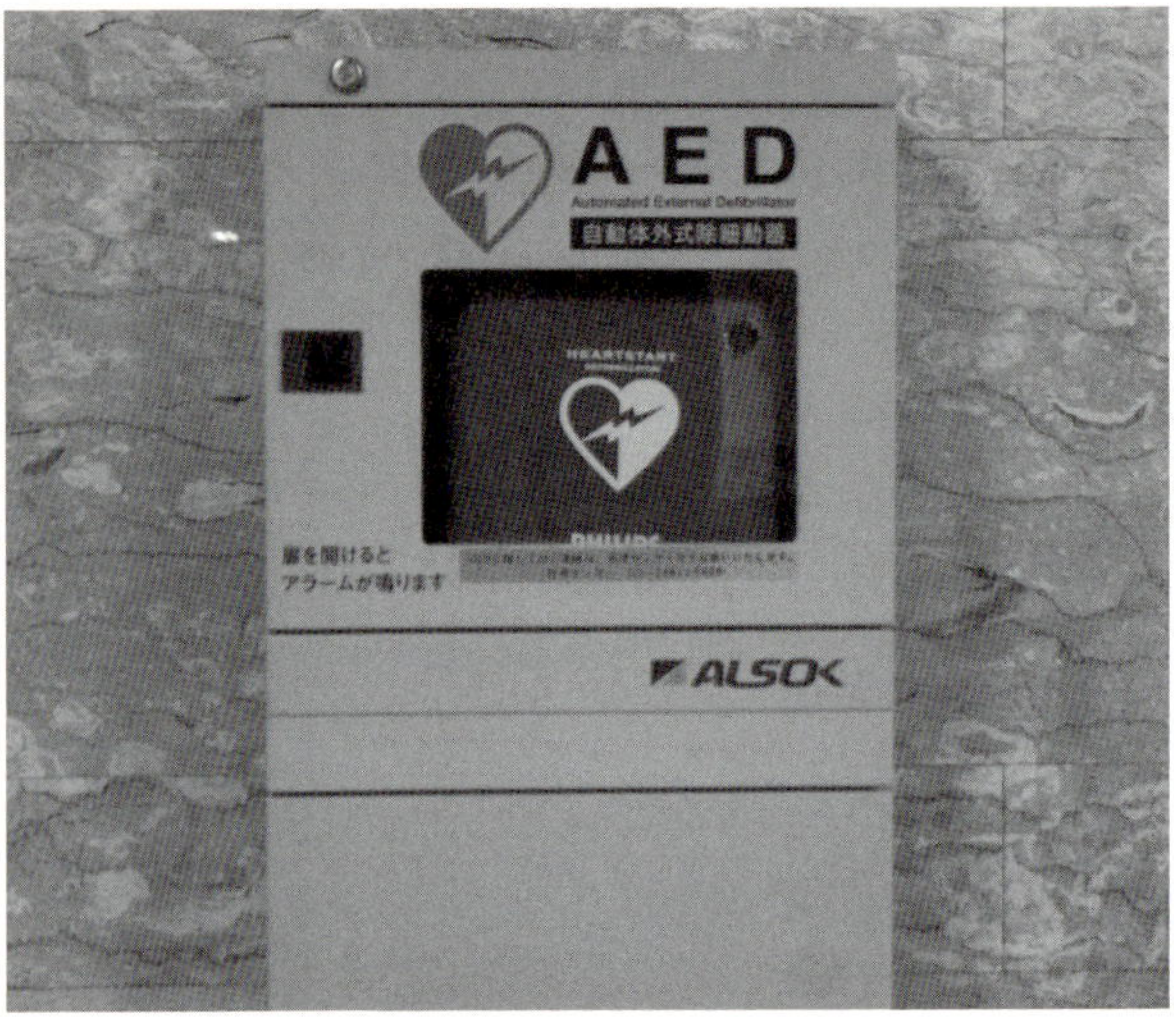

街中に設置されているＡＥＤの例

　心室細動は、心臓が原因で生じる突然死の原因の1つとして知られています。この不整脈では全身に送り出される血液量が急激に減少し、意識消失、転倒、失禁などが生じます。持続した場合にはさらに呼吸停止、ショック状態となり死亡する場合があります。心室細動が持続すると、1分経過するごとに生存率が7～10％ずつ減少し、10分経過すると生還できることはきわめてまれと考えられています。

　心室細動は予兆なく生じるので、大変危険です。ＡＥＤ（自動体外式除細動器）を公共機関など街中で見かけたことがあるでしょう。このＡＥＤは、この心室細動を自動的に診断し、ただちに電気ショックを与え、この不整脈を停止させて救命するための機械です。多くの人が集まるところ、あるいは市民マラソンなど運動競技が行われているところに、重点的にＡＥＤが配置されているのは、そのような不幸なことが生じる確率が高いためです。意識消失を来した人を見た時に、緊急に対処できるのはその周囲にいる一般の方々です。ＡＥＤは、このような状況で一般の方でも対処できるよう設計されています。倒れている患者に装着すると、機械が自動的に心電図記録を行い、電気ショックを行うべきかどうかを判定します。

伝えたいこと

心房細動と心室細動：名前は似ているけれども全く異なる病気。安心してください。

3. 頻度の少ない動悸：病院を受診しても正常と言われるが……

日常生活で時々「ドキドキする」「左胸のあたりに不快感がある」などの症状があり、病院を受診したのに、心電図検査をして「なんともありませんよ」と言われた――そんな経験はありませんか？　そう言われて安心していいのか、あるいは逆に、本当に大丈夫なのかと不安になったりしたかもしれません。

この状況、患者さんも、診療をした医師も、両方正直な対応をしていると思うのですが、少しギャップがあるのかもしれません。

●**患者**……時々症状があるけれども、病院を受診した時は症状がない
●**医師**……患者さんが受診した時の検査結果はあくまでも正常

つまり、患者さんは症状の原因を知りたいのですが、医師は現在の、つまり症状のない患者さんしか診察していないので、両者の思いが一致していないのです。患者さんから見れば、確かに症状があるのだから、その原因を調べてほしいと思うのは当然です。一方、医師から見れば、現在生じていることしか調べられません。過去に生じていたとしても、現在は生じていないことについて診断することは難しいため、そのような対応になってしまうのです。

伝えたいこと

心房細動などを含むすべての不整脈の診断には、症状のある時の心電図が必要なのです。

症状のない時の心電図検査は全く無駄というわけではありませんが、心房細動を含む不整脈の診断では、「症状のある時の心電図」がきわめて重要なのです。だから、症状のある最中に病院を受診しましょう、循環器内科でなくてもとにかく心電図だけは記録してもらいましょう……と勧めることになるのですが、実際は「言うは易く、行うは難し」かもしれません。

例えば、1年に1回しか生じない動悸の原因を調べる場合、残念ながら症状が出た時の心電図を記録することはほぼ不可能に近いと思います。しかし、1～2週間に1度ぐらい症状がある場合には、記録できるかもしれません。近年、「携帯型心電計」という小さな機械を携帯し、症状が出た時に自分でその機械に触れることで、心電図を30秒間記録できるようになりました。この機械に記録された心電図から、医師は症状が出た時に不整脈があったのかなかったのか、あった場合にはどのような不整脈なのかを診断します。はじめに述べた患者・医師間のギャップが埋まったわけですね。

4. 心房細動になりやすいのはどんな人？

心房細動は不整脈の1つと聞くと、なぜか特別な病気と思ってしまいますね。ところで皆さんは、高血圧、糖尿病などの病気はもっと普通の病気だと思っていることでしょう。あるいは、メタボリックシンドロームは肥満の一種のようなもので、健康診断で指摘されるかもしれないけれども健康な人の一部がなる状態だと思っているかもしれませんね。

伝えたいこと

実は……心房細動はこれらのありふれた病気のお仲間なのです。

どのような人が心房細動にかかりやすいかを調べた研究があります。それによると、

- **心不全のある人**（ない場合に比べると心房細動のなりやすさは約5倍。以下同）
- **心臓弁膜症のある人**（約3倍）
- **心筋梗塞の既往のある人**（約2倍）
- **高血圧のある人**（約1.5倍）

●**糖尿病のある人**（約1.4倍）
●**高齢者**（10歳年をとるごとに約2倍）

となっています。その他にも、肥満者やメタボリックシンドロームのある人は心房細動になりやすいことが知られています。現代人として、いわゆるありふれた病気にかかっている人が心房細動になりやすいということが言えそうです。

さらに、日常生活の中にも心房細動の原因があるのです。

●**睡眠不足**
●**アルコール**
●**精神的・肉体的ストレス**

などです。まさに現代人にとって逃れようのないものがあがっていますね。

心房細動は、これらのありふれた病気や生活習慣の結果として生じる病気なのです。だから、心房細動もありふれた病気と言ってよいと思います。日頃から生活習慣病の管理をきっちりと行い、規則正しい生活を送ることが、心房細動にならないための秘訣《ひけつ》と言えるかもしれません。

5. 心房細動は遺伝するの？

「心房細動は遺伝する病気なのですか？」と聞かれることがあるのですが、なかなか答えに困る質問です。高血圧や糖尿病などに遺伝的素因が見られるように、心房細動にも遺伝的素因が見られる場合があります。しかし、それは高血圧や糖尿病が遺伝したために（心房細動になりやすくする病気が遺伝したために）、その結果として心房細動が発症したのかもしれません。そのあたりの見極めはまだ医学的にもできないのが現状です。

血縁家系の中でほとんどが心房細動という、「家族性心房細動」といってよい人たちがいますが、これはきわめて珍しいといえるでしょう。このような家系に生まれた人は、20歳以下という若年から心房細動が発生することが多く、いわゆる普通の心房細動の患者さんとは異なります。

しかし、家族の誰かに心房細動があるという人は案外多く、心房細動の患者さんの約1/3は家系の中に心房細動をもつ人がいるようです。そして、家系の中に心房細動の患者さんがいる人は、いない人に比べて約1.4倍心房細動になりやすいとされています。特に、両親のいずれかが心房細動であれば、子供のなりやすさは約1.8倍になるといわれています。ただし、これは遺伝によるものなのか、家族として同じ生活を営んだという意味での生活習慣によるものなのか、まだはっきりとしていません。

伝えたいこと

心房細動には遺伝的素因というものがあるのかもしれませんが、いわゆる「遺伝病」とは考えなくてよいでしょう。

6. 運動すると心房細動になりにくい？

心臓病、高血圧、糖尿病、脂質異常症など多くの病気で、お薬による治療以外に食事療法や運動が重要であることが知られていますが、心房細動ではどうなのでしょう。

運動は、高血圧や糖尿病の予防になることが知られていますから、これらの病気の結果として発症する心房細動の予防になるはずです。実際に、運動習慣の違いによる心房細動のなりやすさについての調査が行われ、以下のような結果が示されています。

①余暇の活動性が高いほど心房細動になりにくい
②1週間に歩く距離が長く、歩行速度が速いほど、心房細動になりにくい
③中等度レベルの運動を行う習慣のある人は心房細動になりにくい
※体にきついと思えるような高度レベルの運動では、この効果は見られていません

この結果を見ると、他の病気に対する運動の効果とよく似ていますね。食事療法の心房細動に対する効果についてはまだ十分に研究されていませんが、減塩、節酒、禁煙は同じように心房細動になりにくい体にしてくれると思います。

伝えたいこと

食事・運動習慣に気配りをして健康的な生活をしていれば、心房細動になりにくくなります。

Part 2

心房細動と聞いて抱く不安

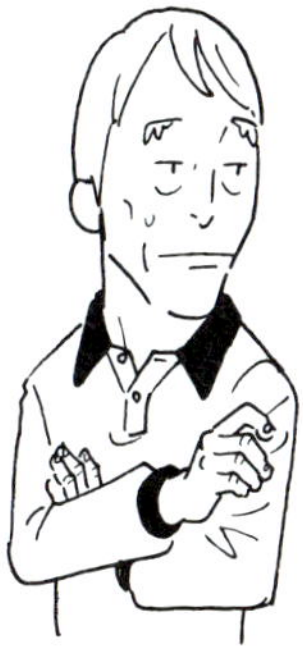

心房細動と診断されて……

心房細動と診断されて、どんな気持ちになったでしょう？　動悸《どうき》など症状のあった方は、症状の原因がわかって少しは安心したことでしょう。症状がない方は、もしかすると「わけのわからない病気になったな」と少し面倒な気持ちになったかもしれません。診断された直後の第一印象は、症状があるかないかでずいぶんと違うようです。もしかすると、その後どんな病気かと本で調べた方もいるかもしれません。そして、少し時間が経ってくると、「この不整脈、心臓の病気だから、すぐ命に関わるのでは……」という不安がよぎってくる方が多いように思えます。一方で、全く逆に、「よくわからない病気だけど、今までなんともなかったのだからほうっておいていいんだろう」と考える方もいるようです。

このような不安や思いは患者さんそれぞれで異なることでしょう。そして、私たち医療者側の視点から見ると、どのような不安であれ、思いであれ、病気に対して正しい認識に立ってほしいと思うのです。

ここで、ふと疑問がよぎるかもしれません。いったい「正しい認識」とは何なのでしょう。

人間の健康を守り、疾病を治療するという医療では、「医学の父」と呼ばれる古代ギリシャのヒポクラテスの時代から受け継がれている基本原則があります。それは、「少なくとも悪いことはするな（Do no harm）」という原則です。医療行為の一つ一つがはたして悪いことなのか、いいことなのかという判断は、どのようにすればよいでしょう。それは、「もしこの病気をほうっておいたらどうなるか」という情報をもち、そのうえで判断するしかありません。少し理屈っぽい話になってしまいましたが、心房細動に対する「正しい認識」は、「もし心房細動をほうっておいたらどうなってしまうのだろう」という情報が基本です。高血圧や糖尿病でも、もし放置しておいたらどうなるかを知って治療が開始されます。同じことなのです。

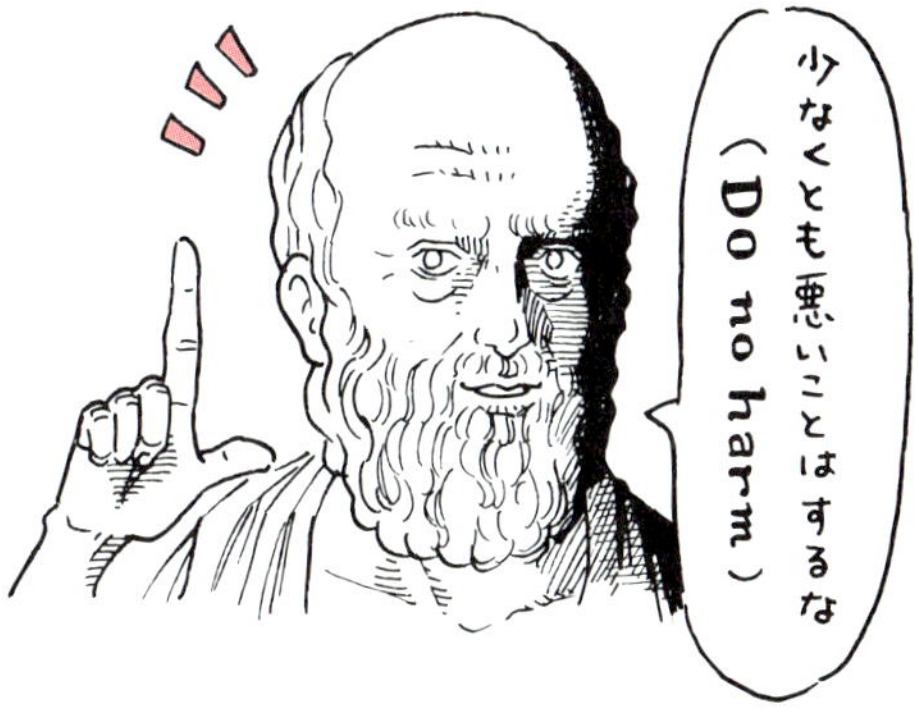
少なくとも悪いことはするな
（Do no harm）

伝えたいこと

患者さんに、「心房細動をほうっておいたらどうなるか」を知ってほしい。

ここから、心房細動を放置した場合のことを説明しようと思います。ただ、その前に、いくつかの視点があることを示しておきましょう。

①命に関わる問題

②命には関わらなくても入院など生活に大きく関わる問題

③毎日の生活のしやすさ

よく似ているような問題に見えますが、厳密には異なります。まず最も重要なのは、①の命ですね。「死んでしまうのではないか」という不安は、この命の問題です。では、脳梗塞のような他の病気にかかることはどうでしょう。命は大丈夫でも脳梗塞になったら困りますね。つまり、命のことだけを考えていても不十分なので、②のように入院が必要な重篤な病気にかかるリスクのことも重要です。では、命が大丈夫で、重篤な病気にならなければ、それでよいのでしょうか。それで十分だという人もいれば、「ドキドキする症状がひどいので、それだけでは困る」という人もいるでしょう。つまり、第一に命、第二に他の重篤な病気が重要で、そして第三に、③の、毎日の生活のしやすさも大事ですね。では、一つ一つ大ざっぱに説明していきましょう。あくまでも平均的なものと考えてください。

①心房細動をほうっておくと命は短くなるか？

海外では、心房細動をもつ人と健康な人の寿命を比較した研究が数多くなされています。それによると、心房細動をもつ人が1年間に亡くなる確率（死亡率）は、健康な人と比べて約1.5～2倍になることが知られています。ちなみに高血圧では死亡率が約1.5～3.5倍になること、糖尿病では約2

倍になることが知られているので、心房細動が命に与える影響は高血圧や糖尿病と同じように考えればいいですね。

伝えたいこと

心房細動では、高血圧と同じように、死亡率が約1.5倍になります。

②心房細動をほうっておくと、他の重篤な病気になるか？

数々の著名人が、この心房細動が原因で脳梗塞になったことが知られています。サッカー日本代表元監督のイビチャ・オシムさんもそうで、最近では、社団法人日本脳卒中協会の要請で、この心房細動による脳梗塞の予防キャンペーンに貢献されています。

心房細動が原因で生じる最も重要な病気が、この脳梗塞です。心房細動のある人は、ない人に比べて、脳梗塞のなりやすさが約5倍になるとされています。高血圧がある人とない人を比べると、脳梗塞のなりやすさの差はおよそ3.4倍だとされているので、心房細動があると、高血圧がある場合以上に脳梗塞に注意しなければいけないということになりますね。

心房細動をほうっておいた場合、生じる可能性のある他の重篤な病気としては「心不全」があげられます。心不全は、心臓から送り出される血液量が十分でないために、肺や全身にむくみが生じる病気です。心房細動では年間数%の方々が心不全を発症しています。その発症率は、心房細動のない方に比べて約4倍になります。ちなみに、高血圧では、収縮期血圧（上の血圧）が10㎜Hg上がるごとに、心不全の発症率が1.1～1.2倍になることが知られているので、心房細動があると、高血圧がある場合以上に心不全のことも考えなければいけなくなりますね。

伝えたいこと

心房細動では、脳梗塞が約5倍、心不全が約4倍起きやすくなるので注意が必要です。

③心房細動をほうっておくと、毎日の生活が送りにくくなるか？

これは人によってさまざまです。心房細動による症状のない人（例えば健康診断で指摘された人）では、毎日の生活には全く支障がないでしょう。最近では、心房細動とはじめて診断された人の半数近くが無症状です。一方で、残りの半数以上の人には心房細動に関連した何らかの症状がありす。症状は多彩で、「ドキドキする」「脈が飛ぶ、乱れる」「息切れ」「何とも言い難い胸部不快感」などです。発作的に心房細動が起きる発作性心房細動では、「いつ発作が起きるかという不安感」があり、飛行機に乗ることや旅行・集会への参加を差し控えなければいけなくなる人もいます。

伝えたいこと

心房細動による症状のある人では日常生活に支障も。逆に、無症状の人は日常生活になんら支障がありません。

これが、「心房細動をほうっておいたらどうなるか」という情報です。しかし、注意してほしいのは、これは平均的な心房細動患者の場合だということです。生命への影響の度合い、脳梗塞や心不全などの起きやすさは、患者さんによって大きく違います。でも、ほうっておいてはいけないということは理解できたのではないでしょうか？

伝えたいこと

大きな不安をもつ必要はありませんが、放置することもできません。まず、きちんと調べてもらいましょう。

心房細動と症状

かつて、ほとんどの病気は何らかの自覚症状が契機となって診断されていました。症状を治してもらう目的で病院を受診し、症状の原因として病気が診断されるという過程をとっていたわけです。しかし、現代にはさまざまな検診があり、自覚症状がなくても病気が発見される機会が増えていま

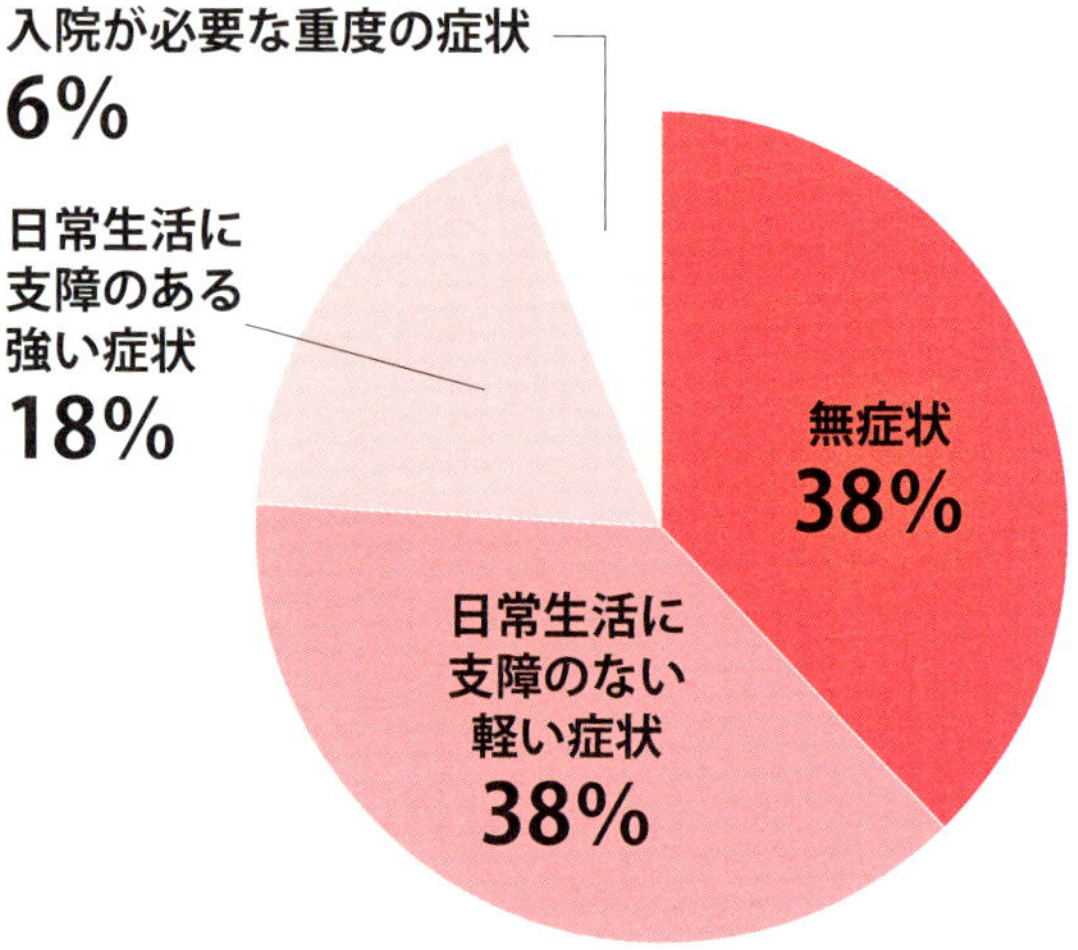

※心房細動以外に心臓病をもつ人は除外しています

伝えたいこと

現代では、症状の強い心房細動より、症状が軽いか、全くない人のほうがむしろ多いのです。

す。がん検診、あるいは脳ドックなどはその最たるもので、自覚症状がなくても病気を早期発見して、早期治療しましょうというコンセプトで営まれていますね。同じようなことが心房細動にもあてはまるのです。参考のために、私のいる心臓血管研究所付属病院ではじめて心房細動と診断された方々が、それまでに症状があったのかどうかを調べた結果をグラフに示してみます。

心房細動で「強い」以上の症状（動悸、息切れなど）を感じる人は全体の約$\frac{1}{4}$で、残りの約$\frac{3}{4}$の方々は無症状か、あっても軽い症状しかないことがわかると思います。

では、この症状は心房細動の重症度と関係しているのでしょうか？　「症状が強いのなら、心房細動も重症だろう」と考えたくなりますね。心臓血管研究所付属病院では、この患者さんたちに、私たちがベストと考える治療を行いながら経過を観察していきました。その結果、初診時に入院が必要となった特殊な人を除くと、その他の患者さんたちでは症状の強さとその後の経過には関係がありませんでした。無症状の人も、軽い症状の人も、強い症状の人も、その後の死亡、脳梗塞や心不全が発症する程度は同じだったのです。

伝えたいこと

心房細動の重症度は、その人のもつ症状の強さとは必ずしも関係がありません。

心房細動の意味は患者さんによって異なる

心房細動がどんな病気で、ほうっておくとどのようなことが起きるのかがわかったとしても、いまひとつピンとこないかもしれません。それはもっともなことです。ここまで、心房細動全体をひとくくりにしてお話ししてきましたから。一口に心房細動と言っても、さまざまなのです。40歳の人の心房細動と、80歳の人の心房細動では、全く違うのは当たり前ですね。

伝えたいこと

心房細動はさまざまな方に生じます。だから、患者さんごとに心房細動の重症度や注意しなければならないことが異なります。

高血圧や糖尿病でもそうでしょう。血圧を下げるためのお薬が1種類ですむ人もいれば、複数のまなければいけない人もいます。一口に高血圧といっても、その程度や生命への影響の度合い、脳梗塞や心不全の起きやすさは人によって大きく違います。また糖尿病といっても、食事療法だけでよい人もいれば、のみ薬の必要な人、インスリン注射の必要な人もいます。糖尿病の合併症がない人もいれば、眼や神経の合併症がある人、あるいは透析療法が必要な人と、さまざまですね。心房細動も同じなのです。

ここまで、心房細動という病気はどんな病気なのか、ほうっておくとどうなるのかをざっくりと説明してきました。次の章からは、できるだけ個別の患者さんの状況に沿って重症度や治療法を説明していこうと思います。

Part 2 心房細動と聞いて抱く不安 Q&A

1. 心房細動の治療は、高血圧や糖尿病の治療と何か関係があるのですか?

高血圧や糖尿病をもっていると心房細動に約1.4～1.5倍なりやすくなることは26～27ページに書いたとおりです。この高血圧や糖尿病の治療をしっかり行うと、心房細動になりにくくなります。

では、心房細動になってしまった後では(心房細動と診断されてからだと)、高血圧や糖尿病の治療にはどのような意味があるのでしょうか。これも、予想以上に大きな意味をもっています。

例えば発作性心房細動では、血圧の管理をこれまで以上にしっかり行えば、それだけで心房細動の発作が起こる頻度が少なくなります。発作性心房細動から慢性心房細動になってしまうことも少なくなります。それだけではありません。脳梗塞の起きやすさ、心不全の起きやすさも低くなるのです。糖尿病の治療でも同じような効果があると推測されています。

心房細動の原因が高血圧や糖尿病なのですから、心房細動の治療ではこれらの原因をしっかり管理することがまず第一歩なのです。原因をおろそかにしながら、心房細動の治療のことだけを考えてもうまくいきません。現在、心房細動の患者さんの約6割が高血圧を、2割弱が糖尿病や糖尿病の素因をもっているとされています。心房細動と診断される前からこれらの病気をもっていた人も、心房細動と診断されるのと同時にこれらの病気があることがわかった人も、しっかりと血圧や血糖を管理することを心掛けてください。高血圧や糖尿病の管理はそれだけで命を長くしますが、心房細動にも好影響を与えてさらに命を長くしてくれます。

伝えたいこと

心房細動の治療の前に、まず高血圧や糖尿病などの生活習慣病の管理をしっかりと行ってください。

2. 心臓弁膜症や心筋梗塞などの心臓病は、心房細動の治療と関係はありますか？

心臓はポンプなので、中に血液を逆流させないための弁をもっています。この弁に異常があって、ポンプの中で血流が滞ってしまう病気をまとめて「心臓弁膜症」と呼んでいます。左心房と左心室の間にある弁を「僧帽弁《そうぼうべん》」、左心室と大動脈の間にある弁を「大動脈弁」といいますが、これらの弁に漏れがあったり（閉鎖不全症）、開き具合が悪かったり（狭窄症《きょうさくしょう》）するわけです。ひどい場合は心臓から送り出される血液量が十分でなく、心不全になることがあります。

心筋梗塞は、心臓を養う動脈（冠動脈と呼んでいます）が動脈硬化によって詰まり、心臓の筋肉が一部壊死《えし》してしまった状態を指します。壊死した部分は収縮できなくなるので、心臓のポンプ機能は低下します。

心不全になったり、心臓のポンプとしての機能が低下すると、心臓の中に血液がたまりやすくなり、血液の貯蔵庫である心房の負担が増していきます。心房細動は、心房の過重な負担の結果として生じる病気でもあるのです。

伝えたいこと

心臓病があると心房に負担がかかり、心房細動になりやすくなります。

このような心房細動の治療として、まず原因となっている心臓病の治療を行って心房の負担を軽減することが必要です。だから、心房細動の治療を行う前に、さまざまな検査を行って他の心臓病があるかどうかを調べる必要があるわけです。
ひどい心臓弁膜症では手術が必要となることもあります。また、心筋梗塞では、心臓を養う冠動脈をカテーテルで広げたり、あるいはバイパス手術が必要になることもあります。大事なことは、これらの心臓病は心房細動以上に生命に影響を与えているということです。心房細動以外に心臓病が見つかった人は、まずその心臓病の治療についてよく説明を受けましょう。それこそが、心房細動の治療の第一歩に他ならないからです。

伝えたいこと

心房細動の他にある病気をまず治療しましょう。
それが、心房細動の治療に好影響を与え、命を長くします。

3. 甲状腺機能亢進《こうしん》症は、心房細動と関係がありますか?

甲状腺とは、首の前側にあって、ホルモンを分泌している小さな臓器です。心房細動と何の関係があるのかといぶかしく思う方が多いかもしれません。ただ、「バセドウ病」という病名を聞いたことのある方はいるのではないでしょうか？　甲状腺から分泌される甲状腺ホルモンが過剰になる病気で、動悸、やせ、下痢などを生じる病気です。
この甲状腺ホルモンが過剰になる病気（甲状腺機能亢進症）は、比較的若年の女性に多い病気です。一方で、心房細動は高齢の男性に多い病気であることが知られているので、全く逆の特徴をもっていますね。

伝えたいこと

心房細動の原因が、甲状腺の病気であることがあります。

昔から甲状腺の機能が亢進すると心房細動になりやすくなることが知られています。この場合、甲状腺機能亢進症の治療をしなければ、心房細動の治療をいくら行っても心房細動はよくなりません。女性で心房細動になってしまった場合は、一度は甲状腺機能の検査（採血だけでわかります）を受けてください。

4. 心房細動では心拍数や脈はどうなりますか？

健康な人の安静時心拍数（脈拍数）の正常値は50〜100／分（1分間に50〜100回）で、運動すれば徐々に上昇します。激しい運動をしたり、緊張している状況では、心拍数は容易に100／分を超えますが、安静にすればゆっくりと正常値に向かって下降してきます。

伝えたいこと

健康な人の脈拍数は安静時に50～100／分。案外に幅の広いものです。

心房細動では心拍数（ポンプである心室が収縮する回数）のコントロールに不具合が生じるので、脈拍はばらばらになるだけでなく、安静時にも100／分を超えてしまうことがあります。これが、「ドキドキする」などの症状が生じる原因です。また、心拍数があまりに高いと心臓の負担が増してしまいます。

ただし、すべての心房細動の患者さんで心拍数、脈拍数が増加しているわけではありません。健康な人とほとんど変わらず、50～100／分に自然に調節されていることもあり、患者さんごとに大きく違っています。あるいは全く逆に、心拍数や脈拍数が50／分前後と低くなっていることもあります。一般的に、若年者では心拍数は高くなりがちで、歳を重ねると徐々に低くなってくるようです。また、発作性心房細動では心拍数が高く、慢性心房細動では心拍数が落ち着いてくる傾向があります。

健康な人と違い、心房細動の患者さんにおける心拍数の正常値はまだ定められていません。心房細動の心拍数は、個々の患者さんによって症状や心臓への影響が異なります。その程度を医師が個別に判断しますので、心房細動での心拍数や脈拍数にあまり過敏にならないようにしましょう。

伝えたいこと

心房細動の患者さんの心拍数や脈拍数に正常値はなく、患者さんごとに違うものです。

5. 心房細動では日常生活は何に注意する?

心房細動と診断されたら、毎日の生活でどのような注意をすればよいでしょう。実は、「心房細動になりにくくなる生活をしましょう」ということに尽きます。26~27ページや30ページなどでも記しましたが、あらためてここで繰り返しておきます。

①過食を控え、減塩を心掛ける

②定期的な運動習慣を身につける
③十分な睡眠をとる
④過度の精神的・肉体的なストレスを避ける
⑤アルコールを控え、禁煙する

〝これをすれば心房細動が治る〟という秘訣《ひけつ》はないのですが、健康的な生活を心掛ければ心房細動が進行することが少なくなります。お薬などを使って同じように治療を行ったとしても、その効果は患者さんの生活によって大きく違ってくるのです。

伝えたいこと

心房細動だからといって特別な日常生活での注意はありません。ただ、健康的な、規則的な生活を心掛けること、これは心房細動に好影響を与えます。

6. 心房細動と漢方薬・サプリメント

心房細動をもつ患者さんから、いわゆるお薬ではなくて、心房細動によい影響を与える漢方薬やサプリメントはありませんかと聞かれることがあります。残念ながら、現時点で心房細動に効くと実証されている漢方薬やサプリメントはありません。

伝えたいこと

現時点で、心房細動の患者さんにお勧めできる漢方薬やサプリメントはありません。

ですが、これらをすべて摂ってはいけないということもありません。確かに、カフェインを含有しているものや、ワルファリン（主な商品名：ワーファリン）という薬を服用している人の場合にはビタミンKを含有しているものは、摂取しないことが勧められます。しかし、私自身は、このような含有物のないものであれば、漢方薬やサプリメントの摂取は患者さんの意思に任せています。「信じるものは救われる」という格言があるとおり、そのようなものが好影響を及ぼしたとしか思えない例をこれまでに経験してきたからです。現代の医療は進んだといってもまだすべてが解明されたわけでなく、患者さんに対する制限は必要最小限にしたいと思っています。

Part

3

脳梗塞になるかどうか不安

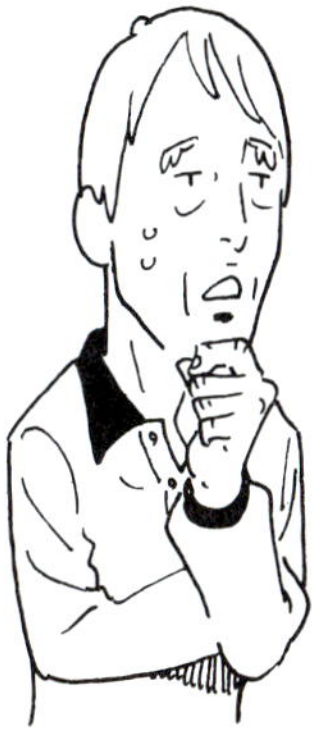

心房細動の合併症：脳梗塞

心房細動になると、心房細動のない人に比べ、おしなべて5倍脳梗塞になりやすくなることを35ページでお伝えしました。数々の著名人が心房細動という不整脈によって不幸にも脳梗塞を患ったことを知っている人は、より身近に感じられて不安に思うこともあるでしょう。ではいったい、なぜ心房細動があると脳梗塞になりやすいのでしょう。

心房細動では、心房が細かくさざ波のように震えていて、心房の中で血液がよどみやすくなります。血液はスムーズに流れているのが正常で、流れないでよどんでいると固まりやすくなるのです。小さな怪我《けが》をして出血した時に、じわっと流れた血液がすぐに固まって出血が止まるのはこのような理由によります。逆に、大量に勢いよく出血した時には、しっかりと押さえないとなかなか血は止まりません。これは、血液に流れがあると固まりにくいからなのです。健康な心臓では、心房から心室に血液が勢いよく送り出されているので血が固まらないのですが、心房細動では心房でよどんだ血液が固まりやすくなり、何かの拍子に心房の内面の壁に血液の塊（血栓と呼んでいます）として付着してしまうことがあります。

血液の塊が心房の壁に付着しているかぎりは何も悪さはしないのですが、それがたまたま剝がれたりすると、やがてポンプである心室に入り込み、そこから送り出される血液と一緒に全身に流されてしまいます。

血管は心臓から遠ざかるにつれてだんだんと細くなるので、この血栓はどこかでひっかかることになり、そこで血管を詰まらせてしまいます。さまざまな臓器の血管が詰まる可能性があります。臓器によってはほとんど症状を引き起こさないこともあるのですが、脳で詰まった場合には最も重症になります。

伝えたいこと

心房細動では、心房にできた血液の塊が脳の血管の根元で詰まって生じる脳梗塞を起こしやすいのです。

脳の血管は、太い血管から細い動脈へと枝分かれしますが、脳梗塞は、

①ラクナ梗塞……枝分かれした先の細い血管で、直径1.5㎝未満の小さな脳梗塞が起きた状態
②アテローム血栓性脳梗塞……比較的太い血管の動脈硬化に血栓が生じて起きる脳梗塞
③心原性脳梗塞……心臓から血栓が流れて、脳の血管の根元に近い、最も太いところで詰まって生じる脳梗塞

の3つに大きく分けられます。心房細動で生じる脳梗塞はこのうち③の心原性脳梗塞となるわけで

すが、最も重症であることはすぐに想像できるでしょう。

実際に、この3つの脳梗塞のうち、心原性脳梗塞は最も死亡率が高く、さらに命が助かった場合にも介護が必要となる可能性が高いと言われています。一見健康で、社会的に活動性のある方が、突然このような事態に見舞われて、死亡したり、あるいは社会的な活動の一線から退かざるを得なくなることがあり、別名「ノックアウト型脳梗塞」とも呼ばれています。現在、この心原性脳梗塞は増加しつつあり、脳梗塞全体の約$\frac{1}{3}$を占めるほどになりました。

伝えたいこと

心房細動で生じる脳梗塞は、一般的な脳梗塞より重症です。

だからこそ、このような脳梗塞には、「なってしまってから治す」というような考え方は通用しないのです。死亡したり、介護を受けるようになってから考えるべき問題ではありません。「なる前に予防する」、この考え方がすべてです。

心房細動で脳梗塞を起こしやすい人、起こしにくい人

心房細動が重症な脳梗塞を引き起こすことを知ると、不安になる人は多いと思います。どうやって予防したらいいのだろうと焦る気持ちはわかるのですが、ここでもう1つ覚えてほしいことがあります。

伝えたいこと

心房細動をもつ人すべてが、高い確率で脳梗塞になりやすいというわけではありません。

これまでの医学研究で、心房細動で脳梗塞になりやすい人には、以下のようないくつかの特徴があることがわかっています（点数については後ほどお伝えします）。

- **心不全のある人**……1点
- **高血圧のある人、もしくは治療中の人**……1点
- **75歳以上の人**……1点
- **糖尿病のある人、もしくは治療中の人**……1点
- **これまでに脳梗塞あるいは一過性脳虚血発作（TIA）にかかったことのある人**……2点

これらを脳梗塞の「危険因子」と呼んでいます。心房細動をもつ患者さんはその他にさまざまな病気をもっていることが多いのですが、これらの危険因子に含まれている病気が多いほど脳梗塞になりやすいのです。逆に、これらの危険因子が全くない心房細動の人では、脳梗塞になる確率はきわめて低いと考えられています。

先ほど危険因子ごとに点数を書きましたが、あてはまる危険因子の点数を足し算すると（「CHADS2《チャッズツー》スコア」と呼ばれています）、その合計点数から1年間に脳梗塞を発症する確率が予想できるとされています。以下にそのパーセンテージをグラフで示してみます。

あなたは何点だったでしょうか？　これは1年間の予想発症率なので、例えば5年間という長期的スパンで考える場合には、おおよ

1年あたりの脳卒中の発症率

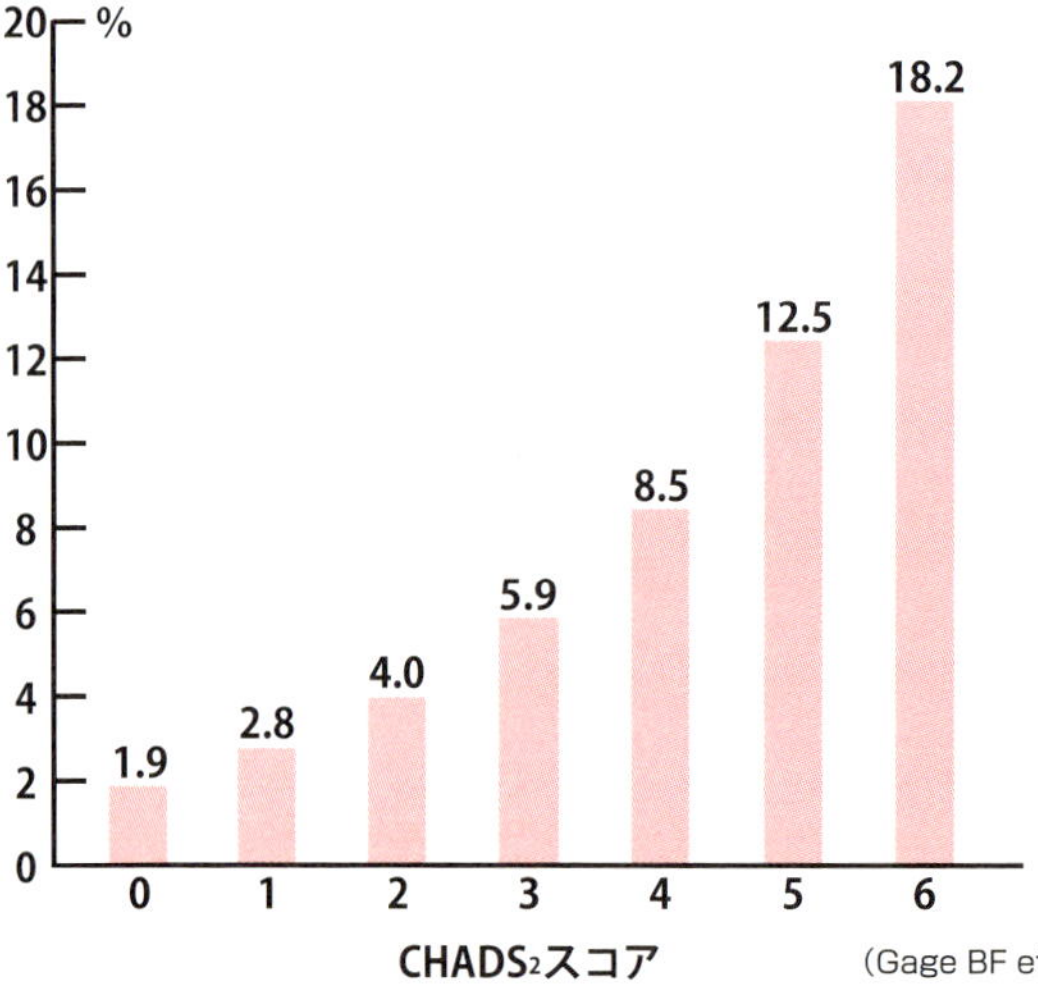

Congestive Heart Failure（うっ血性心不全）	1点
Hypertension（高血圧）	1点
Age≧75（75歳以上）	1点
Diabetes Mellitus（糖尿病）	1点
Stroke/TIA（脳卒中か一過性脳虚血発作）	2点

(Gage BF et al. JAMA 2001; 285: 2864-2870.)

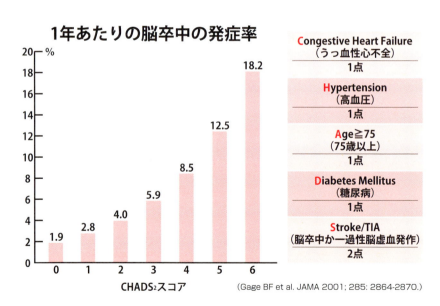

そこのグラフの数字を5倍にして考えればよいと思います。

ＣＨＡＤＳ2スコアが2点の場合には、5年間でおおよそ20％強という高い数字になります。２０００年代になり、このＣＨＡＤＳ2スコアが2点以上の人では何らかの脳梗塞予防をしなければならないと考えられるようになりました。

伝えたいこと

２０００年代の考え方：ＣＨＡＤＳ2スコアが2点以上の心房細動では脳梗塞予防の手段を講じなければなりません。

では、1点の人はどうすればよいのでしょう。何もしなくても大丈夫なのでしょうか？　最近、２０１０年代に入ったあたりからは、これらの患者さんも積極的に脳梗塞の予防をしたほうがよいだろうという考え方が優勢になってきています。右のグラフでは、1点の人でも1年間に2.8％の確率で脳梗塞が生じていて決して無視できないのと、さまざまな脳梗塞予防のお薬が開発されてきたからです。

伝えたいこと

脳梗塞予防法が進歩した２０１０年代の現在では、ＣＨＡＤＳ2スコアが1点以上なら脳梗塞予防を考えたほうがよいでしょう。

では、最後に残ったCHADS2スコアが0点の人ではどうでしょう。年間予測発症率は1.9%と、数字が小さくなってきます。また、どのような脳梗塞予防法も副作用がありうることから、予防による利益と副作用が拮抗《きっこう》してきます。今のところ、このような0点の人でも65歳以上になれば脳梗塞の確率が増加してくるので、脳梗塞予防をしたほうがよいという考え方になりつつあります。

ちなみに、この脳梗塞の発症率は、心房細動が発作的に生じる発作性心房細動でも、一年中心房細動のままの慢性心房細動でも違いがありません。だから、心房細動のタイプによらず、CHADS2スコアの点数で脳梗塞予防が必要かどうかを考えるのが一般的です。

アスピリンは重症な脳梗塞の予防につながらない

医学的知識がある方は「脳梗塞予防」と聞いて、まず「アスピリン」という薬のことを思いついたかもしれません。「血液をサラサラにする薬」として聞いたことがある方もいるでしょう。このアスピリンは古くからある血栓の予防薬で、ある種の脳梗塞、あるいは心筋梗塞や狭心症（心臓を養う冠動脈の動脈硬化に血栓が付着して生じる病気）の予防薬として使われています。

また、1990年代には、心房細動の患者さんの脳梗塞予防にもなるだろうと期待されて使われていました。アスピリンはとても普及したお薬なのです。1日1回1錠という服薬の簡単さ、安価であること、胃や腸などの消化性潰瘍以外に目立った副作用のないことなどがその理由なのでしょう。

そして、このアスピリンが心房細動患者さんの脳梗塞予防に貢献できればよかったのですが……残念なことに、日本人の心房細動の患者さんで、アスピリンは脳梗塞予防に全く効果がないばかりでなく、まれながらも大出血を引き起こすことが現時点で判明しています。

伝えたいこと

アスピリンは心房細動の患者さんの脳梗塞予防に役立ちません。

なぜ、アスピリンはある種の脳梗塞、心筋梗塞、狭心症では効果があるのに、心房細動では役立たないのでしょう。それは、同じ血栓でも、血の固まり方が異なるからだと考えられています。

血の固まり方は、「決壊した堤防の補強」に例えられます。洪水で堤防が決壊し、勢いよく水があふれ出して来たらどうするでしょう。とりあえず、大きな岩や石、あるいは土嚢《どのう》などを積み上げて、水があふれてこないようにすることを考えつきますね。そしてその後、岩、石、土嚢の隙間をコンクリートで埋めて水が漏れてこないようにするでしょう。血の固まり方もこれによく似ていて、2つの固まり方があることがわかっています。「速くおおまかに固める方法（岩、石、土嚢の方法）」

と、「じわっと細かく固める方法（コンクリートの方法）」です。医学的に述べれば、前者の役割を「血小板」という血液の中にある細胞が、後者の役割を「凝固因子」という血液中の物質が担っています。

アスピリンは、このうち血小板の機能を鈍らせて血液を固まりにくくするのです。「抗血小板薬」と呼ばれていますが、まさに、岩や石が積み重ならないようにして血液をサラサラにしてくれます。心筋梗塞や狭心症は、血管で生じた動脈硬化によって狭くなったところに血小板が付着することがその大きな原因と考えられています。だから、アスピリンは、狭くなった血管が岩や石（血栓）で詰まらないようにしてくれるわけです。

一方で、心房細動の血栓は、このような血栓と全く成り立ちが異なります。よどんだ血液が流れの少ないところでゆっくりと固まっていくわけで

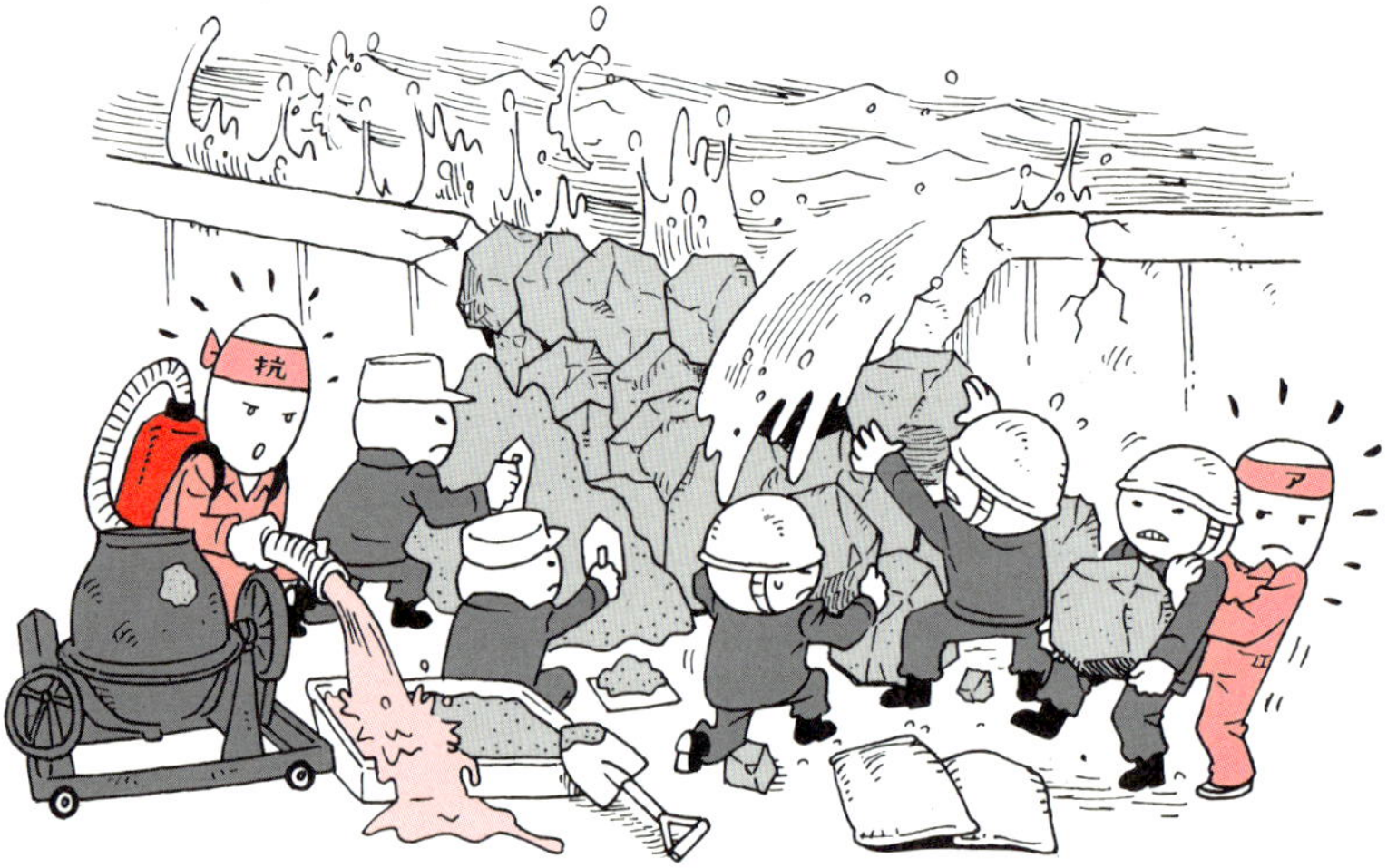

す。この固まり方は、岩、石、土嚢を急いで積み上げるようにではなく、コンクリートが固まるようにじわっと進んでいきます。だから、アスピリンはこのタイプの血栓の予防には役立ちません。コンクリートを固まらせないようにする別の方法が必要でしょう。そのためにはコンクリートとなっている凝固因子の働きを抑える必要があり、このような効果をもつお薬は「抗凝固薬」と呼ばれています。

伝えたいこと

血液をサラサラにするお薬には、抗血小板薬と抗凝固薬の2種類があります。

心房細動の患者さんの脳梗塞予防に役立つ抗凝固薬の代表がワルファリン（主な商品名：ワーファリン）です。なんとなくアスピリンと語感が似ていて、どちらも血液をサラサラにするお薬なので混同してしまいますね。しかし、アスピリンとワルファリンは全く異なるお薬です。心房細動の患者さんの脳梗塞予防に使うのは、「抗凝固薬」であることは忘れないでください。ちなみに、2010年まで服用できる抗凝固薬はワルファリンだけだったのですが、現在ではワルファリンも含めて計5種類の抗凝固薬が使用できるようになっています。

もう1つの合併症：心房細動で心不全になりやすい人とは？

心房細動の合併症として、心臓からの血液の送り出しがうまくいかず、肺や脚にむくみが生じる「心不全」が、年間数％起こることをお話ししました（35ページ参照）。

伝えたいこと

心房細動の二大合併症：脳梗塞と心不全。

この2つの合併症の大きな違いは、「すぐに回復できるか、回復できないか」という点です。心房細動による重症の脳梗塞にいったんなると、回復するまでには長い、辛抱強いリハビリテーションが必要になるので、脳梗塞になる前の予防が重要でした（54ページ参照）。心不全はこの脳梗塞と違って、いったんなったとしても早期の回復が見込めます。入院は必要になるけれども、きちんとした治療と管理を行えばまた元どおりになれるのですから、脳梗塞ほど心配しなくてよいと言ってもよいかもしれません。

しかし、入院が必要になるのですから、予防しておくに越したことはないですね。そして、脳梗塞と同じように、同じ心房細動でも心不全になりやすい人となりにくい人がいることがわかっています。このような心不全になりやすい人の特徴として、

- **心臓弁膜症、心筋梗塞などの心臓病をもっている人**
- **貧血のある人**
- **腎臓の機能が悪い人**
- **糖尿病のある人**
- **利尿剤（尿を出す薬）を服用している人**

などがあげられます。もちろん、これらの危険因子を複数もっている人は、より心不全になりやすいと言えるでしょう。

脳梗塞の予防と違い、この心不全予防のための特別なお薬はまだありません。心不全になりやすい危険因子があるかどうかを前もってよく調べてもらい、もしあればそれをきちんと治すことが心不全の予防になります。

伝えたいこと

心不全になりやすいかどうかをきちんと調べてもらうことこそが、心不全の予防法です。

Part 3 脳梗塞になるかどうか不安 Q&A

1. 抗凝固薬の副作用は？

ワルファリンを代表とする「抗凝固薬」は血液をサラサラにして脳梗塞を予防する薬なのですが、このことは、逆に言えば血液を固まりにくくする薬とも言えます。そして「抗凝固薬」の副作用は、この血液が固まりにくくなることによる「出血」なのです。よい効果も、行きすぎれば副作用となるわけですね。

伝えたいこと

抗凝固薬の副作用は出血。これは効果の逆の側面です。

昔から使われているワルファリンは人によって効き方が違うので、受診時に毎回採血をしながら、その効き目を判定していきます（後述、71～73ページ参照）。全く効いていないければ脳梗塞予防になりませんし、効きすぎれば出血した時になかなか血が止まらなくて困る、あるいはまれに大出血を生じてしまうことがあるからです。採血結果を見ながら、脳梗塞予防として効果があり、かつ大出血を引き起こさないというお薬の量を目指して微調整しています。最近使われるようになったワルファリン以外の抗凝固薬は、決められた量であれば効き方の個人差は小さいとされています。したがって、抗凝固薬はワルファリンであれ、それ以外であれ、医師が処方した適切な量であれば、血が止まらなくて困るというようなことは起きません。怪我などで出血した時も、少し長めに押さえればきちんと血は止まります。

では、効きすぎた時、大出血はどのような場所から起こるのでしょう。抗凝固薬自体は決して出血を促すわけではなく、出血した時に止まりにくくするだけなので、「その人がもともともっている出血しやすい場所」からの出血が多いと考えてください。胃潰瘍・十二指腸潰瘍などがある人、あるいは大腸ポリープなどがある人では、消化管（胃や腸）からの出血が起きやすくなります。そして、このことは必ずしも悪いことばかりというわけでもないのです。例えば、抗凝固薬の服用を開始して消化管からの出血が起こり、そのことで早期の大腸癌《がん》が見つかり、命が救われたという例がありました。抗凝固薬を服用していなかったら見つからなかった癌というわけです。現在、多くの大出血は、生命に関わるほど重篤になることは少ないと考えられています。

それでも困る一番の大出血は、頭の中、脳が収まっている頭蓋内で生じる出血で、命に関わることもあります。ワルファリンを服用している患者さんでは1年間に約0.6%、ワルファリン以外の抗凝固薬ではその半数の頻度で起こるとされています。このような大出血の予防法は、

①血圧をしっかりと管理する（収縮期血圧は130㎜Hg未満が望ましい）
②血糖をしっかりと管理する
③節酒・禁煙

です。健康的な生活はすべての基本なのですが、ここでもお薬の副作用から守ってくれるわけですね。

伝えたいこと

適切な投与量を守ることと健康的な生活を維持することが副作用を起こしにくくしてくれます。

ちなみに、ちまたで安全だと思われている「抗血小板薬」のアスピリンの副作用も、大

出血です。抗血小板薬でも抗凝固薬でも、抗血栓薬はすべてその効果の表れの逆の側面として出血があり、大出血という副作用の全くない抗血栓薬はないものと考えてください。

2. ワルファリンを服用するとどうして納豆を食べられない？

ワルファリンは心房細動の患者さんの脳梗塞予防に効果のある、またこれまで長い歴史と実績をもつお薬です。一方で、このワルファリンを処方されたことのある方は知っているかもしれませんが、服用の際の注意が多いことでも有名です。

まず、服用に際しての注意を列挙してみましょう。

①服薬量……受診時に毎回採血をして、その結果を見ながら服薬量を微調整します。指示された服薬量を守ってください。

②食品……ビタミンKを多量に含む食品は食べないようにしてください。このような食品の代表は、納豆、クロレラ、青汁、モロヘイヤです。緑黄色野菜も多量に摂取することは控えてください。

③併用薬……他のお薬とののみ合わせが悪いことがあり、他のお薬を服用しなければならない時には必ず医師もしくは薬剤師に相談してください。かぜ薬、痛み止めの多くはワルファリンの作用を増強するため、特に注意が必要です。

④日常生活での出血……出血して血が止まらないような時には、医師に相談してください。

⑤医療行為による出血……抜歯、胃カメラ（内視鏡検査）などを行う時には、自己判断で服用を中断しないでください。中断は脳梗塞を招くことがあります。

アスピリン、あるいは高血圧や糖尿病などの薬と比べると、注意事項が多いなと感じるでしょう。ワルファリンの効果は抜群なのですが、一方でその効果はかなり複雑なのです。血液を固める役割をするコンクリートのような物質（凝固因子）、これの働きを抑えるのが「抗凝固薬」ワルファリンでした（59～61ページ参照）。しかし、ワルファリン自体が直接この効果をもっているわけではありません。健康な状態では、肝臓でビタミンKを使いながら、凝固因子が毎日必要な量だけ作られています。ワルファリンはこのビタミンKの働きを抑える作用をもっているのです。つまり、体の中にあるビタミンKの量が多ければ、ワルファリンの作用が負けて血は固まりにくくなりません。逆に、ビタミンKが少なければ、ワルファリンの作用が勝って効きすぎるということにもなります。

納豆それ自体にもビタミンKはある程度含まれていますが、含まれる納豆菌が腸の中で大量のビタミンKを作り、それが吸収されるとワルファリンの効果がなくなってしまうので、「食べないでください」ということになるわけです。クロレラ、青汁、モロヘイヤには比較的大量のビタミンKが含まれ、ワルファリンの効果を弱めるので摂取禁止となり、緑黄色野菜も同じ理由から大量の摂取を控えるようにという注意がついています。

伝えたいこと

ビタミンKの摂取量が増えるとワルファリンの効果が弱まります。納豆が禁止されるのはこのためです。

ちなみに、納豆自身が血栓を作りやすくする、あるいは作りにくくするということはありません。ワルファリンを服用していない場合には、納豆は自由に食べて結構です。また、この場合も、食べたからといって血栓ができにくくなるわけではありませんので、誤解のないように。

3. ワルファリンとのみ合わせの悪いお薬はどんなお薬？

68ページに、ワルファリンを服用する際の注意事項の③として、のみ合わせの悪いお薬のことをあげました。最近、お薬をもらう時に「薬剤情報提供書」が一緒に手渡されることが多くなりましたが、そこにも同じようなことが書かれています。ワルファリンに限らず、のみ合わせの悪いお薬はどのお薬にもありますが、ワルファリンはその組み合わせの多さでは群を抜いています。

あまりにも組み合わせが多いので、医師でもそのすべてを知っているわけではなく、また科学的にすべてのお薬との組み合わせが検証されているわけでもありません。

伝えたいこと

医師でも、ワルファリンとのみ合わせの悪いお薬すべてを知っているわけではありません。その度ごとに医師・薬剤師に調べてもらいましょう。

ワルファリンとのみ合わせが悪いことが確認されていて、日頃よく用いられるお薬としては、以下のものがあります。

①ワルファリンの作用を増強するもの……鎮痛薬、解熱薬、一部のかぜ薬、一部の抗生物質、一部の抗不整脈薬など

②ワルファリンの作用を減弱するもの……一部の骨粗鬆症《こつそしょうしょう》治療薬、抗結核薬など

これらとワルファリンの相互作用は、お薬の服用期間が短期間であれば問題になることはあまりないのですが、長期間にわたるものであれば大出血や脳梗塞の原因にもなります。どうしても長期間服薬が必要なお薬であれば、併用の開始時に採血して相互作用がどの程度かを調べ、ワルファリンの服薬量を調整することが必要な場合もあります。

4. PT-INRって何？

ワルファリンは人によって適切な服薬量が異なり、これまでの使用経験の蓄積からは、1日の服薬量は最低の人で1㎎、最高の人で14㎎が必要とされています。量が多ければ悪いというわけでなく、個人がもともともっている遺伝子、体重、性別、肝機能、腎機能などによって必要な服薬量が決まります。

伝えたいこと

ワルファリンの必要量は人によって異なります。多ければ悪いという意味ではありません。

では、どのようにして量を決めていくのでしょう。実際には、まずごく少量（1日当たり1〜2mg）を服用してもらって、その後の血液のサラサラ度を測定しながら、ちょうどよい（脳梗塞予防になり、かつ大出血の起きにくい）サラサラ度になるように服薬量を個人別に調整していく方法をとっています。

この血液のサラサラ度の検査が、PT-INR（プロトロンビン時間国際標準比）検査です。ワルファリンを服用していない人では、このPT-INRの値はほぼ1.0であり、血液が固まりにくくなると（つまりワルファリンを服用すると）増加していきます。脳梗塞予防効果が現れ始めるのは、この値が1.6を超えたあたりからです。一方、効きすぎるとさらにこの値は増加しますが、3.0を超えると明らかに大出血の頻度が増加することが知られています。このことから、日本循環器学会が2009年に発表したガイドラインでは、

● **70歳未満の人……**PT-INRを2.0〜3.0

●**70歳以上の人……**ＰＴ‐ＩＮＲを1.6～2.6に保つことが適切だろうとされています。70歳以上の人でＰＴ‐ＩＮＲの目標値が低く設定されているのは、大出血を危惧しているためです。

伝えたいこと

ＰＴ‐ＩＮＲはワルファリンの効果をみる検査。ほぼ2.0あたりが適切だと思われます。

このようにしていったん適切な量を決定した後も、通常は毎月１回採血してＰＴ‐ＩＮＲ検査を行います。それは、一人一人の生活状況やビタミンＫの摂取量などによってＰＴ‐ＩＮＲの値が変動するためです。ＰＴ‐ＩＮＲの値が2.0近辺になるように、ワルファリンの服薬量を１日当たり0.5～1.0㎎ほど上下動させて微調整するわけです。だから微調整しやすいように、ワルファリンの錠剤には、0.5㎎錠、１㎎錠、５㎎錠の３種類（含有量が多くなると錠剤の大きさも大きくなります）があるわけです。くれぐれもこのお薬の大きさを間違えないようにしてください。

5. 抜歯、胃カメラの時はワルファリンは中止していい？

ワルファリンを服用すれば脳梗塞の予防になる一方で、出血すると血が止まりにくくなると聞くと、出血するような時にはあらかじめワルファリンの服用をやめたほうがよいのではないかと考えたくなります。そして昔、実際に抜歯や胃カメラ（内視鏡検査）を行う時には、あらかじめワルファリンを中止することが行われてきました。

伝えたいこと

ワルファリンの安易な中止は、脳梗塞を引き起こすことがあります。

これは、過去実際にワルファリンの中止を行った患者さんたちを観察した医学研究の結果、明らかになったことです。1週間ワルファリンを中止すると、約100人に1人の割合で脳梗塞が生じるという衝撃的な結果でした。抜歯や胃カメラのためワルファリンを中止すると1％の確率で脳梗塞が生じると聞いて、抜歯や胃カメラを受けたくなるでしょうか？

ワルファリンは服用してすぐに効果を発揮するお薬ではありません。服用後、効果が完全になるまでに約1週間かかります。一方で、服用をやめてからその効果が消失し始めるまでに3〜4日、完全に消失するまでに約1週間もかかるのです。だから、抜歯や胃カメラを受ける時に、ワルファリンの効果を完全になくすのなら1週間前から服薬を中止することになります。抜歯などを終えてから服用を再開しても、その効果が完全になるのは約1週間後です。つまり、計2週間もの長い間、ワルファリンが全く、あるいは十分に効いていないということになってしまいます。

このようなことがわかった現在、抜歯はワルファリンを服用したまま行うこととなりました。胃カメラも生検《せいけん》（バイオプシー：組織の一部を採取して顕微鏡で調べる検査）をしなければ、ワルファリンを服用したまま行うことが普通です。生検をしなければならない時や、大腸にできたポリープを内視鏡で切除するような時には、患者さんごとにどのように行うかを検討しています。脳梗塞のリスクの高い人では、このような消化管の内視鏡検査・治療の前後に入院してもらい、ワルファリンではなくヘパリンという薬を点滴で使って脳梗塞予防を行わなければならないこともあります。

伝えたいこと

抜歯はワルファリンを服用したまま行ってもらってください。消化管の内視鏡検査・治療の時にも、可能なかぎりワルファリンを服用したまま行うのが理想的ですが、個々の患者さんごとに適切な方法を検討します。

6. ワルファリンとそれ以外の抗凝固薬はどう違う?

ここまで、ワルファリンに関するQ&Aを読まれて、このお薬にどのような印象をもたれたでしょう。ややこしいお薬だと感じた方が多いのではないでしょうか。このお薬は50年という長期間にわたって使われ続けている薬です。その効果は確実で、経験の蓄積が備わった素晴らしい薬であることは間違いありません。でも、実際服用するとなると抵抗感があるのもうなずけます。

2011年、これまでの「抗凝固薬=ワルファリン」という図式が打ち破られ、それ以降ワルファリンに代わりうる抗凝固薬が4種類発売されました。ビタミンKの制限や他のお薬とののみ合わせなどのワルファリンのもつ限界を克服した薬で、間接的に抗凝固作用を示すワルファリンとは異なり、直接的に抗凝固作用を示すことから「直接的経口(口から服用する」という意味）抗凝固薬」と総称されています。ダビガトラン（商品名：プラザキサ）、リバーロキサバン（商品名：イグザレルト）、アピキサバン（商品名：エリキュース）、エドキサバン（商品名：リクシアナ）の4種類があります。

ワルファリンはビタミンKを介して作られるさまざまな凝固因子を作りにくくする薬でした。いわば、コンクリートの素《もと》を薄めるようなお薬だったわけです。直接的経口抗凝固薬はこのような効果とは異なり、コンクリートの素は全く変えずに、ただ単純にかつ直接的に固まりにくくするお薬です（いわば、不凍液のような感じでしょうか）。だから、ビタミンKや他のお薬とののみ合わせはあまり考えなくてよくなります。また、一定量服用すれば必ず血は固まりにくくなるので、毎回受診時に採血して服薬量を微調整する必要がありません。

伝えたいこと

ワルファリンに代わりうる直接的経口抗凝固薬は、ワルファリンの不便さ（毎回の採血、服薬量の微調整、食事や他のお薬の制限）を取り除いたことが1番目の特徴です。

実際にこれらの直接的経口抗凝固薬を用いて、ワルファリンとの比較試験（治験と呼ばれています）が行われました。その結果、脳梗塞の予防効果はワルファリンと同じレベル以上であっただけでなく、ワルファリンで最も困る副作用である頭蓋内出血が、いずれの直線的経口抗凝固薬でも減少することもわかりました。

伝えたいこと

直接的経口抗凝固薬の2番目の特徴は、脳梗塞になりにくいだけでなく、ワルファリンに比べて頭蓋内出血も減ることです。

この2つの特徴を聞くと、誰もがワルファリンではなく、こちらにすぐに飛びつきたくなるかもしれません。しかし、お薬には常によい面と悪い面があります。欠点について言えば、

①腎臓の機能が悪い場合など、そもそもこれらのお薬をのむことが適さない人がいる
②薬によっては、服用すると胃腸障害が生じることがある
③ワルファリンに比べて薬価が高い

などがあげられるでしょう。

抗凝固薬全般

一般名	ワルファリン	直接的経口抗凝固薬
商品名	ワルファリン	プラザキサ、イグザレルト、エリキュース、リクシアナ
よい面	薬価が安い 1日1回服用 効き具合がわかる 腎機能が悪くても使える 大出血時の対応が知られている	食事制限が不要 のみ合わせの悪い薬が少ない 毎回の採血が不要 投与量の微調節が不要 頭蓋内出血が少ない
悪い面	ビタミンKなどの食事制限 のみ合わせの悪い薬が多い 受診の度に採血が必要 投与量の調節が必要 頭蓋内出血が多い	薬価が高い 効き具合がわかりにくい 腎機能が悪いと適さない 大出血時の対応に十分な経験の蓄積がない

直接的経口抗凝固薬1日1回服用タイプ

一般名	リバーロキサバン	エドキサバン
商品名	イグザレルト	リクシアナ
特徴	1日1回服用 錠剤	1日1回服用 錠剤 ワルファリンより大出血が少ない

直接的経口抗凝固薬1日2回服用タイプ

一般名	ダビガトラン	アピキサバン
商品名	プラザキサ	エリキュース
特徴	1日2回服用 カプセル 胃腸障害が起こることがある 腎機能の程度により副作用が起こりやすい 高用量ではワルファリンより脳梗塞が少ない	1日2回服用 錠剤 ワルファリンより大出血が少ない

ここで、ワルファリンとそれぞれの直接的経口抗凝固薬のよい面と悪い面をまとめておきます。心房細動の脳梗塞予防を行う場合、どれがよくてどれが悪いということはなく、それぞれの薬のよい面と悪い面を見ながら、医師と患者で話し合って決めるのがベストだと思います。

伝えたいこと

ワルファリンか、直接的経口抗凝固薬（ダビガトラン、リバーロキサバン、アピキサバン、エドキサバン）かは、医師との相談で。自分の疑問や希望をきちんと伝えましょう。

7. 直接的経口抗凝固薬の服用時に注意することは何？

直接的経口抗凝固薬はワルファリンの不便さを取り除いたお薬ですが、血液を固まりにくくすることは変わらないので、それなりの注意が必要です。夢の薬ではありません。その注意点をここで列挙しておきましょう。

①服用を始める前に必ず採血検査を受けてください

腎臓の機能がある程度以上悪い（薬によってその程度は異なります）場合は、服用が適しません。また、気づかないような小さな出血が服用前からある場合、服用開始後に大出血を起こす可能性があります。あるいは、たいへん珍しいことですが、そもそものむ前から血液が固まりにくい体質であったということもあるかもしれません。このようなことから、のみ始める前に採血検査を受けて、クレアチニン（腎臓の機能）、ヘモグロビン（貧血の有無）、ＰＴ-ＩＮＲ、ａＰＴＴ（活性化部分トロンボプラスチン時間：出血のしやすさを見る指標）などの項目を調べることをお勧めします。

②服用を忘れないようにしてください

いずれの直接的経口抗凝固薬も服用するとすぐに効果を発揮し、その後約半日たつと効果が半分ほどまで減少します。そのため薬の服用を忘れると、薬が効いていない時間帯が生じてしまいます。どのような薬でもきちんと決められたとおりに服用することが重要ですが、特にこの直接的経口抗凝固薬についてはそのことがあてはまります。処方された薬のうち10％だけのみ忘れると、その分脳梗塞予防ができていないことになります。それまで規則的に服用していたにもかかわらず、たまたま3日間服用しなかっただけで不幸にも脳梗塞になってしまった方もいます。決められた服用方法、服用量を、毎日規則的に守ることが極めて重要なのです。

③服用し始めの注意が重要です

他のお薬と同様に、どうしても直接的経口抗凝固薬が合わないという人がまれにいます。その場合、比較的早期に症状や採血結果に変化が現れます。皮下出血、血尿などの出血がないかどうか注意しましょう。服用後に再度採血検査を受けて、貧血が生じていないか、出血しやすい状況になっていないかをチェックしてもらいましょう。このようなことがなく、採血結果にも問題がなければ、診察の度に採血検査を受ける必要はありません。ただし、1年に数回はチェックを受けたほうがよいと思います。

④直接的経口抗凝固薬とのみ合わせの悪いお薬が全くないわけではないことを知っておきましょう

ワルファリンに比べるとのみ合わせの悪い薬は限られています。直接的経口抗凝固薬のそれぞれによって若干異なりますが、抗真菌剤（イトラコナゾール〔主な商品名：イトリゾール〕など）、一部の抗生物質（クラリスロマイシン〔主な商品名：クラリシッド、クラリス〕）、一部の抗不整脈薬（ベラパミル〔主な商品名：ワソラン〕、アミオダロン〔主な商品名：アンカロン〕）、抗血小板薬などに限られ、かぜ薬や消炎鎮痛薬は大丈夫です。

8. 抗凝固薬は一度のみ始めたら一生やめられない？　くせになるということ？

「いったんお薬をのみ始めるともう一生やめられなくなる」というような意味の言葉を、これまでに聞かれたことがあるかもしれません。この言葉をそのとおりに受け取って、「お薬をのみ始めると体質が変わって薬物中毒のようになる、だからお薬をやめられなくなる……」と思い、「お薬をのみ始めることをできるだけ先延ばしにしたほうがよいのではないか」と考えたくなるかもしれません。

実は、これは大きな誤解で、物事はもっと単純なのです。

今何もしなければ脳梗塞になるリスクが高い

↓

お薬を服用して脳梗塞になるリスクを小さくしましょう

↓お薬を服用しているかぎり脳梗塞のリスクは小さいですが、やめるとまた元どおり脳梗塞のリスクは高くなります

↓生涯、脳梗塞のリスクを小さくしておくためには、服用を継続することが勧められます

ということなのです。体質が変わって薬物中毒になるわけではありません。むしろ、体質が変わらないからこそ、お薬が服用している間しか効かないのです。

伝えたいこと

抗凝固薬が効いているのは服用している間だけです。やめればその効果はなくなります。

どうしてなのかわからないのですが、一般の方にとっての「お薬」の典型的なイメージは、「かぜ薬」であることが多いようです。「お薬をのめば病気が治って、その後はお薬を中止できる」という感覚です。心房細動の脳梗塞予防を生涯全く不要にしてしまうような夢のお薬は、残念ながらありません。まして、年齢を重ねれば重ねるほど脳梗塞のリスクは増加していきます。だから「くせになる」というのではなく、生涯脳梗塞にならないようにするためには、お薬の服用を継続する必要があるのです。

9. 抗凝固薬をのんでいれば脳梗塞は100%、絶対に起こらない？

脳梗塞が不安な方は、抗凝固薬を服用していれば絶対に脳梗塞にならないかどうかを尋ねたくなるかもしれません。しかし、残念ながら、医学、医療の世界では、100%や0%はないことも知っておいてほしいと思います。一見健康な方でも脳梗塞になってしまう可能性は0%とは言えません。極端な例をあげれば、交通事故にあう可能性も0%ではありません。人生という枠組みの中で、0%あるいは100%というようなことはそもそもありえないのです。

伝えたいこと

「抗凝固薬を服用していれば100%脳梗塞にならない」とは言えません。人生なのですから。

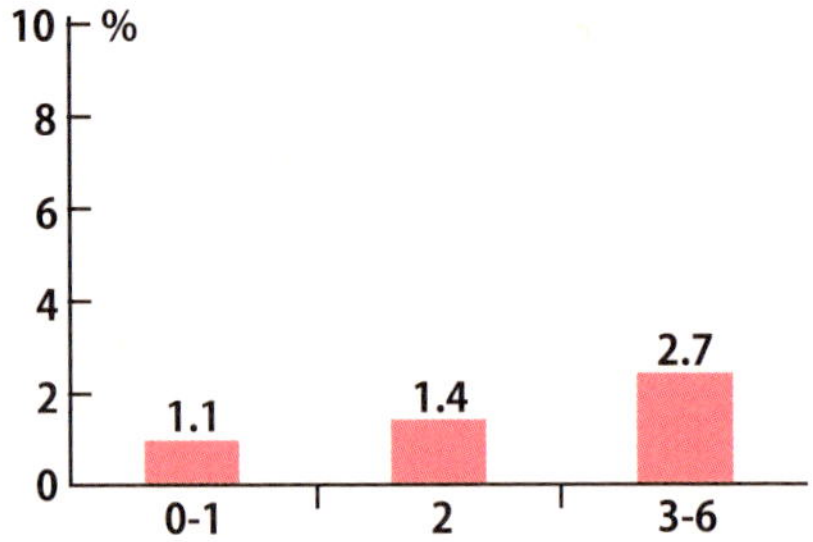

(Eikelboom JW, et al. Circulation 2011;123:2363-72)

しかし、抗凝固薬を服用すると脳梗塞になる確率は確実に減少します。抗凝固薬の代表であるワルファリンを服用している方が1年間に脳梗塞になる確率をお示ししましょう。

そもそも脳梗塞になる確率は、患者さんにどのような因子があるかによって変わるので、$CHADS_2$スコアの点数別に示してみました。56ページのグラフと比較してみてください。その確率が大幅に減少していることがわかると思います。直接的経口抗凝固薬も、ワルファリンと同等かそれ以上の脳梗塞予防効果があります。

今考えうるベストを尽くす……それが重要なのではないでしょうか。

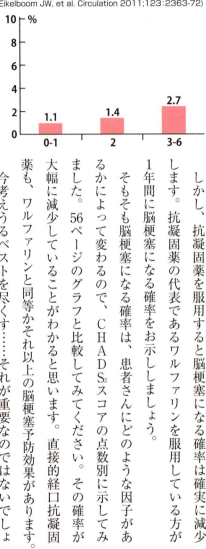

10. 抗凝固薬がのめない人、医者が出すことをためらう患者って？

心房細動の患者さんの脳梗塞予防は、抗凝固薬に尽きるということはもうおわかりでしょう。では、心房細動があって脳梗塞のリスクが高いすべての方に、実際に抗凝固薬が処方されているかと聞かれると、必ずしもそうとは限らないのです。
不思議だなと思うかもしれません。しかし、一人ひとりの患者さんと会って話してみると、なかなか抗凝固薬を処方することがためらわれる患者さんがいます。それは、脳梗塞を予防することと大出血を引き起こすことのバランスが予想しづらい場合です。
例えば、足腰が弱っていて転倒する可能性の高い方ではどうでしょう。抗凝固薬で脳梗塞は予防できても、転倒して頭を打ち、頭蓋内出血を起こしてしまうかもしれません。あるいはたびたび胃潰瘍からの出血を起こしているような方だと、脳梗塞の予防以前に、胃腸からの大出血を引き起こしてしまうかもしれません。抗凝固薬は、毎日決まった量を服用しなければなりませんが、軽度の認知症のある方ではきちんと服用できるかどうか不安になります。

伝えたいこと

心房細動の脳梗塞予防は杓子《しゃくし》定規なものではありません。患者さんによってさまざまな個別の事情があり、医師と患者さん、あるいはご家族との間でコンセンサス(合意)を得る必要があることも……。

そして、最終的に人生哲学のようになってしまうこともあります。極端な例をあげてみましょう。例えば、肉親に100歳で心房細動になった方がいると想像してみてください。抗凝固薬を服用して、大出血を気にかけながらも脳梗塞を予防してほしいと願うでしょうか。あるいは、100歳まで生きたのだから、もう自然体で過ごさせたいと思うでしょうか。この疑問には、医師を含めて誰も答えることはできませんし、正解もないのかもしれません。考えて話し合うということ、あるいは本人の意思を重視するということ、そして何よりも本人・家族の人生観が重要な気がすることもあるのです。

Part

4

心房細動の「ドキドキ感」をなんとかしたい……

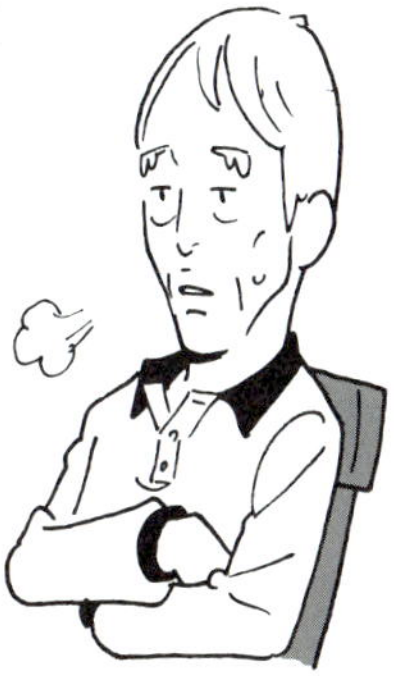

心房細動を根治する確実な方法はある？

生命への影響、脳梗塞、心不全に対する万全の備えをしても、まだ心房細動に関わる問題がすべて解決しているわけではありません。解決していないのは……心房細動そのものの症状や、心房細動に対する不安感です。症状の性質や程度は患者さんによってさまざまですが、なかには「命の心配よりもまずこの症状を取ってほしい（心房細動を取り除いてほしい）」とおっしゃるほど症状がひどい場合があります。あるいは、症状はさほどでない場合でも、「生命への影響、脳梗塞、心不全などに対応する前に、その原因となっている心房細動を取ってほしい。まどろっこしいことをする前に、直接心房細動をなくしたほうがよいではないか」とおっしゃる方もいます。確かにそうです。生命への影響、脳梗塞、心不全に備える前に、症状の原因あるいはこれらすべての原因である心房細動を治してほしいと思うのはもっともです。

ここで、振り返ってみましょう。心房細動の仲間の病気に、高血圧や糖尿病がありました（26〜27ページ参照）。高血圧や糖尿病を完全に治す方法はあるでしょうか。薬で管理することはできますが、完全に治して病院にかからなくてもよくなることはむしろまれでしょう。生活習慣の是正に努力して、お薬がいったん不要となっても、年を重ねるとまた血圧や血糖の値は高くなることもあります。

伝えたいこと

心房細動をお薬で完全に治すことはできません。お薬でできるのは管理(コントロール)することだけです。

そう聞いて少し残念な気持ちがしたかもしれませんが、これが現在の医療レベルの限界なのです。しかし、心房細動に対するお薬の役目は、高血圧や糖尿病の場合と変わりがないとも言えるでしょう(お薬以外の治療法として開発された「カテーテルアブレーション」については102ページをご覧ください)。少なくとも現時点で、「この方法ならば100%に近い確率で心房細動を根治できる」という方法は、残念ながらないのです。

安全に、確実に根治できる方法がないからこそ、将来のことを考えて、まず最も重要な生命への影響、そして脳梗塞や心不全に対する備えをする必要があったのです。いったんお薬やカテーテルアブレーションでよくなったと思っても、年を重ねれば高血圧や糖尿病と同じように、また心房細動が再発する可能性がある……ここまで考えて治療を考える必要があったのですね。

「ドキドキ感」を鎮める2つの方針

薬で心房細動を完全になくすことはできない……ということを知って、どうしたいと思うでしょう。さまざまな考え方ができると思います。

①「完全になくても、できるだけお薬で心房細動をなくしたい。だから、ある程度の副作用は仕方がない」

②「完全になくせないのなら、あまり副作用の強いお薬はのみたくない。ある程度心房細動があるのは仕方がない」

③「生命への影響、脳梗塞、心不全に備えができているのならそれで十分。心房細動とは仲良くやっていく」

④「根治できる可能性があるのなら、お薬ではなくカテーテル治療をしてほしい。多少の重い副作用がありうることは受け入れる」

私はこれらすべての考え方が正しいと思います。そして、このような患者さんの望みに沿った治療法を提供したいと思います。ただし、

⑤「副作用やリスクを伴う治療法は嫌だ。しかし、心房細動はきちんと取り除いてほしい」

という考え方があったとしても、それに対して提供できる治療法はないことだけは知っていてほし

いとも思うのです。誰もがローリスク・ハイリターンを希望するとは思うのですが、現在の心房細動そのものに対する治療に、そのような理想的なものはないのです。

伝えたいこと

残念ながら、心房細動そのものに対する治療法にローリスク・ハイリターンはありません。

心房細動そのものに対してどのような治療をすればよいのか……この問いについて、正解はまだありません。医師と患者で話し合って決めていくしかないのです。その時重要なことは、次の2つの点だと思います。

①症状はどの程度強いのか、症状はどの程度日常生活の妨げになっているのか
②治療に伴うリスクをどの程度受け入れられるのか

そして、この2つの点は関連していることが多いと思います。症状が強く日常生活の妨げになっていれば、治療に伴う副作用やリスクはある程度受け入れやすいでしょう。逆に、全く無症状で、今何も困っていなければ、治療に伴う副作用やリスクは最低限にしたいと思うことでしょう。

現在の医療では、このような希望に合わせながら、基本的に2つの全く異なる治療方針を用意しています。

①心房細動を可能なかぎり少なくする方法

心房細動を停止させたり、起きないようにするお薬（抗不整脈薬と呼んでいます）を用います。この抗不整脈薬の効果が不十分だったり、副作用で服薬が継続できなかったり、あるいは患者さん自身がトータルで満足できない場合（「毎日お薬を飲むのは嫌だ」など）は、カテーテルによる治療（カテーテルアブレーション）を行います。

②心房細動を受け入れて管理する方法

心房細動の症状の多くは、心房細動そのものではなく、心室の収縮で起こる心拍数や脈拍数が高いことによります。そこで、心房細動は停止させずそのままにしておいて、心室の収縮に関わる仕組みにお薬で働きかけて、心拍数や脈拍数を下げ、管理していきます。管理していくという意味で、高血圧や糖尿病と似ています。一般的に、この心拍数を下げるお薬の副作用は、抗不整脈薬やカテーテルアブレーションよりも小さいと考えられています。自然に心拍数や脈拍数が管理できていれば、心拍数を下げるお薬は不要で、心房細動そのものに対する治療は行わないこともあります。

このようないくつかの治療法の中で試行錯誤しながら、患者さんごとにフィットした治療法を選んでいくというのが、現在の医療が提供できるベストです。満足がいかないかもしれません。自分で決めろと言われても困ると思うかもしれません。しかし現時点で、すべての患者さんでベストと断言できる治療法はなく、またどの治療法をとったとしても患者さん全体でみると死亡率、脳梗塞や心不全などの発症率と治療法の選択は関係しないことがわかっているのです。医師が患者さんに代わって選択する根拠がないわけです。

伝えたいこと

心房細動そのものに対する治療法の選択では、患者さんの希望や決定が優先されます。

概して、若年の方は症状が強いことが多く、抗不整脈薬やカテーテルアブレーションを選択することが多いと思います。逆に、高齢者では症状が乏しいことが多いので、心拍数を管理する治療法を選択することが多いと思います。しかし、これは一般的なもので、むしろ個人個人の考え方や嗜《し》好《こう》が選択に大きな影響を及ぼします。

「それぞれの治療法のもつ効果やリスクを知らなければ選択できないではないか」と感じるかもしれません。もっともです。それについては98ページからのQ&Aを参照してください。

発作性心房細動と慢性心房細動の治療法の違い

心房細動には、「日頃は正常だけれども、時々発作的に心房細動が生じる」発作性心房細動と、「年中心房細動が持続している」慢性心房細動があることは12〜13ページに記しました。心房細動という病気全体で考えれば、発作性心房細動は早期、慢性心房細動は早期を過ぎた状態と考えられると思います。

どのような病気であれ、早期発見、早期治療が望ましいと考えられているのは、よくご存じでしょう。一般的に、同じ病気であっても、早期に治療したほうがその効果が高いからです。

伝えたいこと

発作性心房細動と慢性心房細動では、抗不整脈薬やカテーテルアブレーションの効果はずいぶん違います。

抗不整脈薬やカテーテルアブレーションという、心房細動を予防したり、取り去る治療の効果は、圧倒的に発作性心房細動で高いのです。逆に言えば、慢性心房細動では、抗不整脈薬とカテーテルアブレーションは共に、全く効果がないというわけではありませんが、その効果はかなり低くなってしまいます。

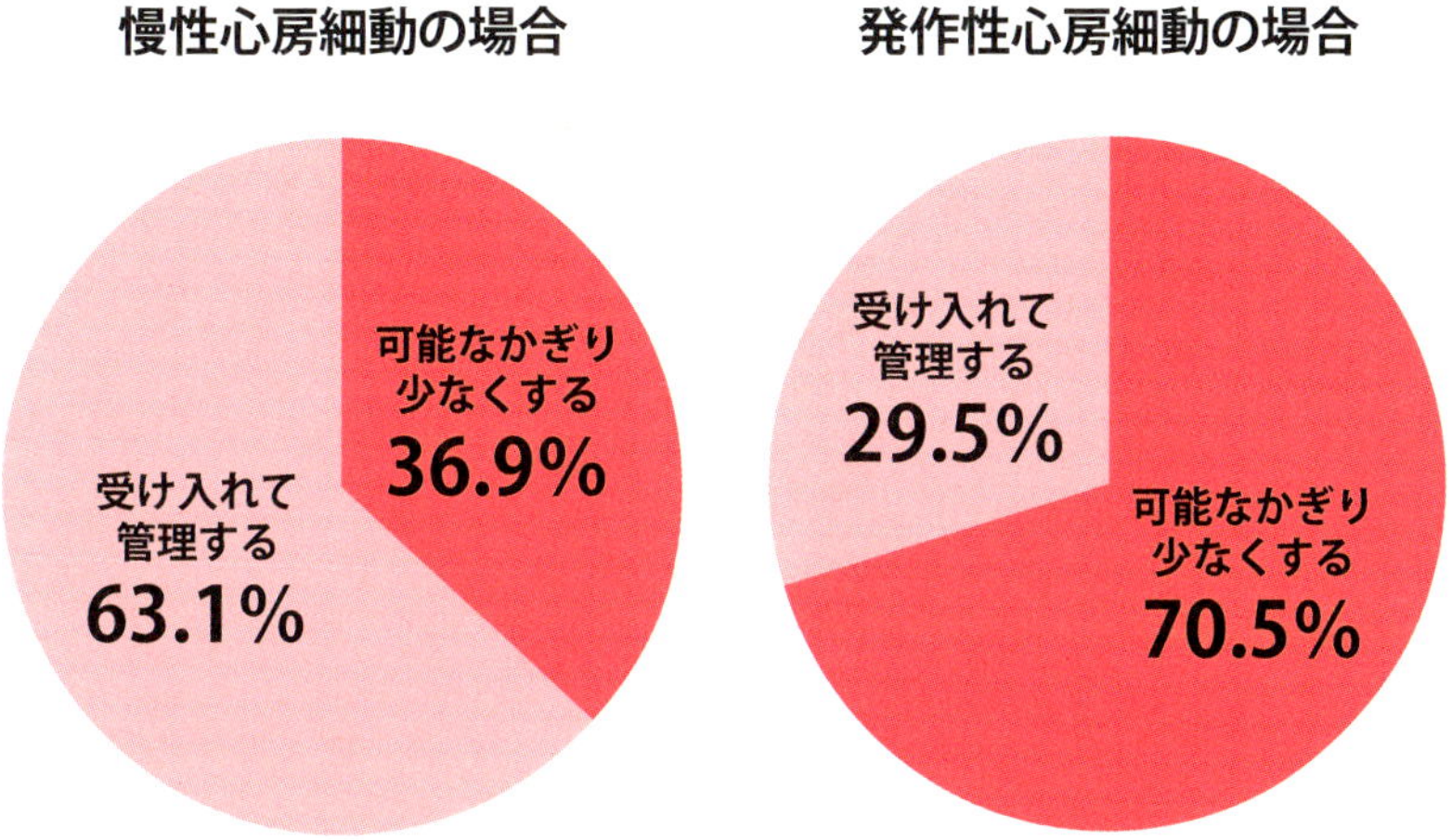

(Reiffel JA, et al. Am J Cardiol 2010;105:1122-9)

効果が高いと予想されればその治療法を選択する方が多くなり、効果が低いと予想されればその治療法を選択する方が少なくなるのが普通でしょう。全世界的に、「心房細動を可能なかぎり少なくする方法（抗不整脈薬、カテーテルアブレーション）」と「心房細動を受け入れて管理する方法（心拍数を低下させる薬）」がどのように選択されたかを調査した研究があります。治療法の選択の参考になると思われるので、最後にグラフで示してみます。

予想どおり、発作性心房細動では「可能なかぎり少なくする」を選択した方が多いことがわかります。対照的に、慢性心房細動では「受け入れて管理する」を選択した方が多いこともわかります。

Part 4 心房細動の「ドキドキ感」をなんとかしたい……　Q&A

1. 抗不整脈薬ってどれぐらい効くもの？

症状のある発作性心房細動では、通常、まず症状を取るために抗不整脈薬が処方されることが多いと思います。例えば、1か月に4～5回の心房細動発作があり、数時間で自然に治まるものの、発作の頻度が多くてつらくなってきたという患者さんがいたとします。このような方が毎日抗不整脈薬を服用すると、一般的にどれぐらいの効果が期待できるのでしょう。

伝えたいこと

抗不整脈薬は完全に発作を予防することはできません。発作の頻度を約1/3にしてくれるというのが一般的な効果です。

つまり、先ほどの例の場合は、抗不整脈薬を服用すると、発作の頻度が1か月に1～2回となり、発作の持続時間も短くなるだろうというのが予想される効果です。この効果をよしとするかどうかは個人次第かもしれません。

次に、心房細動の発作中に、心房細動を停止させるために抗不整脈薬が処方されることがあります。例えば、1時間前から心房細動発作があり、つらくなったので抗不整脈薬を服用したという場合、一般的にどのような効果が期待されるでしょう。

このように発作の停止を目的として抗不整脈薬を服用すると、おおよそ半数の方が服用後1時間以内に正常に戻ることが期待されます。残る半数の方も、ほとんどは24時間以内に正常に戻ります。

2. 抗不整脈薬の種類と副作用は？

一口に抗不整脈薬といっても、日本国内には約10種類の抗不整脈薬があり、それぞれのお薬としての効果、副作用は異なっています。また、どの患者さんもすべての抗不整脈薬が服薬可能というわけではなく、心臓の機能、腎臓の機能、肝臓の機能などにより服薬が適当でない薬もあります。

伝えたいこと

抗不整脈薬の種類は豊富ですが、患者さんそれぞれで向き不向きがあります。

一般的によく用いられる抗不整脈薬の特徴について記しておきます。これらの薬は心臓の機能の悪い人が服用すると心不全になる可能性があります。

●**ジソピラミド（主な商品名：リスモダン）**……古くからあるお薬です。前立腺肥大症や緑内障があると使えません。副作用として、口渇感、便秘、尿が出にくくなることなどがあげられます。

●**ピルジカイニド（主な商品名：サンリズム）**……現在最もよく使用されている、国産のお薬です。腎臓の機能が悪いと使えません。

●**フレカイニド（商品名：タンボコール）**……次にあげるプロパフェノンと同様、世界的に用いられているお薬です。

●**プロパフェノン（主な商品名：プロノン）**……世界的に用いられているお薬で、心拍数が減少する効果も併せもっています。

●**シベンゾリン（主な商品名：シベノール）**……やや強めの効果があるお薬で、冒頭のジソピラミドと類似した副作用が見られることがあります。

次に、特殊な患者さんに限って用いられる抗不整脈薬を示します。

●**アミオダロン（主な商品名：アンカロン）**……心不全のある人が唯一用いることができるお薬です。ただし、副作用は多彩で、肺障害（間質性肺炎）、甲状腺機能障害、肝障害などに注意が必要です。

●**ベプリジル（商品名：ベプリコール）、ソタロール（商品名：ソタコール）**……この2つは特殊なお薬で、これらが向く、限られた人にだけ用いられます。副作用にはめまい、失神などがあります。

伝えたいこと

抗不整脈薬の種類、服薬量は、医師の指示に従いましょう。

抗不整脈薬の効果は、服用する前には予想できません。患者さんの症状がどうなったか、外来を受診した時の心電図がどう変化したかなどを、医師が総合的に検討して、服用を継続するかどうかを判断しています。また、1つの種類のお薬を服用し、その効果が見られなかった場合、別の種類のお薬に変更する場合があります。

3. カテーテルアブレーションって何をするの？

カテーテルアブレーションとは、血管の中を通して心臓まで細い管（カテーテル）を入れ、不整脈の原因となっている場所を探して、その部位を焼き、不整脈の原因を取り去ってしまうという治療です。約20年の歴史をもつ治療で、高度な設備と技術が必要なためすべての病院で行われているわけではありませんが、すでに一般的な不整脈の治療として認められているものです。

伝えたいこと

カテーテルアブレーションという方法は約20年の歴史をもつ、確立された治療法です。

心房細動以外の不整脈では、不整脈の原因となる場所にカテーテルの先端を置き、その場所でカテーテルの先端から高周波というエネルギーを出し、心臓の筋肉の限られた範囲（数㎜四方）だけを焼くことによって治療を行います。カテーテル先端の温度はコントロールされており、50～60℃といった最低限の温度を用いて病変のみを焼くことができます。この手法は安全性が高く、肝癌《がん》治療など他の分野でも広く用いられています。心房細動以外の多くの不整脈では、病変の範囲が小さく、比較的短時間で根治することが可能です。

このカテーテルアブレーションが心房細動の治療に用いられ始めて約15年が経過しました。その間、さまざまな試行錯誤が行われ、技術が洗練され、最近ではどの医療機関でもほぼ一定の方法で施行されるようになりました。

心房細動にカテーテルアブレーションを行う原理は次のようなものです。発作性心房細動では、約90％の患者さんでその原因が「肺静脈」にあるということがわかっています。肺静脈は、肺できれいになった血液が左心房への帰り道として使っている血管です（11ページ参照）。心房細動は心房が原因とばかり信じられてきましたが、実のところ、肺静脈の中で異常な電気信号が生じて心房に伝わることが原因だったのです。肺静脈は左右2本ずつ、計4本あり、いずれも左心房につながっています。この4本の肺静脈の根元にカテーテルアブレーションを行い、異常な電気信号が肺静脈から左心房に入ってこないようにしようというのが、その原理です。難しそうな治療法に思えますが、医療機器が発達したおかげで、最近ではあらかじめ心臓のＣＴ検査で撮った画像を利用しながら安全に行うことができるようになりました。

伝えたいこと

心房細動のカテーテルアブレーションは、4本の肺静脈から左心房に電気信号が入ってこないようにするものです。

心房細動のカテーテルアブレーションの特徴を述べておきましょう。

①アブレーションを行う部位は左心房と肺静脈の境界部分です。この部位にカテーテルの先端を送り込むためには、「脚の付け根にある静脈→右心房→心房中隔《しんぼうちゅうかく》（右心房と左心房の間にある心臓の筋肉の壁）に針で小さな孔《あな》を開ける→左心房」というやや複雑な入れ方をしなければなりません。また、左心房では4本の肺静脈すべての付け根を焼かなければならないので、比較的広い範囲に対してアブレーションを行う必要があります。そのため、その他の不整脈に比べて治療の時間が長めで、約3時間かかります。

②左心房でカテーテルを操作している時、左心房に血栓があったり、カテーテルの先に血

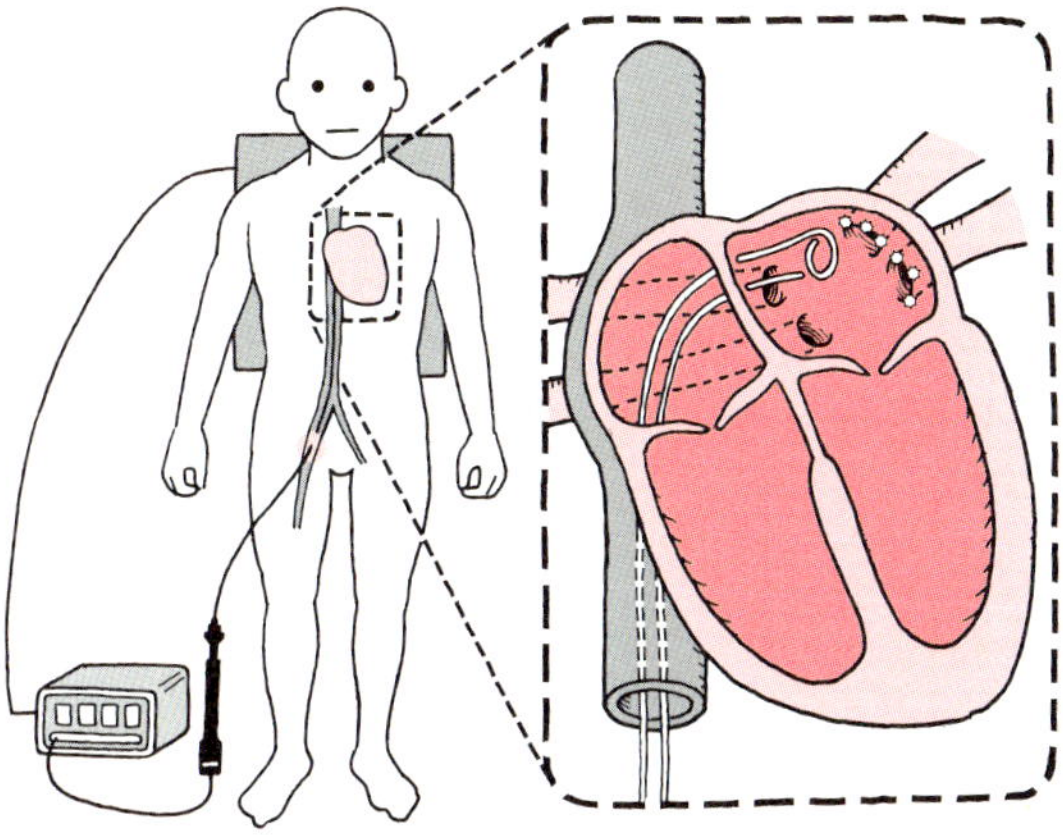

カテーテルの先端を左心房まで送り込み、4本の肺静脈の付け根を焼いて、異常な電気信号が肺静脈から左心房に入ってこないようにする。

栓が付着したり、あるいは焼いた部位に後から血栓が付着したりすると、血栓が脳に流れて脳梗塞を起こすことがあるため、それを予防しなければなりません。そのため、カテーテルアブレーションを行う前後には検査や血が固まりにくいようにする処置を行う必要があり、入院期間は約1週間弱と長めになることがあります。

③左心房と肺静脈がつながる部位の近くには、食道やさまざまな神経が走っているので、それらを傷つけないようにするために、安全性を考えてあまり高い温度でアブレーションを行うことができません。また、そもそも心房細動でも肺静脈に原因があるわけではない患者さんもいるのですが、それを事前に判定することができません。そのため、1回の治療では完全に焼い

てしまうことができずに〝生焼け〟状態から回復してしまったり、肺静脈以外の場所が原因であったということが後にわかったりすることがあります。このような場合、さらにもう1回、計2回のアブレーションが必要になることがあります。

④アブレーションで焼いた部位に血栓が付着することがあります。また、焼いた部位が一時的に心房細動の原因になることがあります。そのため、アブレーションを行った後の3か月間は抗凝固薬を服用する必要があります。アブレーションの効果判定は、焼いた部位が落ち着く3か月後に行います（アブレーション後の3か月間のうちに生じた心房細動は気にしないことが必要です）。

⑤最近では、「焼く、焼灼《しょうしゃく》する」アブレーションではなく、風船を用いて「冷やす、冷凍凝固する」アブレーションも開発されました。医療技術の発達は日進月歩です。この方法を用いると、手術時間が短縮するとされています。

少し難しかったでしょうか？　カテーテルアブレーションを文章で説明するのはかなり困難です。実際に行う場合には、医師から心臓の模型や実際に用いるカテーテルを見せてもらいながら説明を受けてください。

4. カテーテルアブレーションの成功率と副作用の頻度は？

カテーテルアブレーションは、抗不整脈薬と違って、心房細動がその後全く起きなくなることを目指しています。その成功率は、発作性心房細動と慢性心房細動では大きく異なり、現在は発作性心房細動に対しては確立された治療法である一方で、慢性心房細動に対しては同様の高い成功率は見込めないと考えたほうが無難でしょう。

伝えたいこと

カテーテルアブレーションは、発作性心房細動に対しては安定した結果が望めます。

発作性心房細動での具体的な成功率を示します。全く心房細動がなくなる確率は、アブレーション1回で約50％、その後もう一度アブレーションを行うと約80～90％に上昇します。抗不整脈薬では、心房細動発作が全くなくなるということがまず見込めないので、それに比べると圧倒的に効果の高い治療法だと言えます。

ただ、これはアブレーションを行ってから1年間が経過した時点での成績です。その後、経過観察を続けていくと、少しずつですが心房細動発作が再発する方がいます。したがって、現時点ではまだ、すべての方に対して完全な根治療法（一生再発しない治療法）だとはいえないのです。アブレーションで心房細動発作が全くなくなったとしても、その後も高血圧、糖尿病、肥満など心房細動の原因をしっかり管理するようにしましょう。

一方で、カテーテルアブレーションは、体の中にカテーテルを入れて操作するという治療なので、全く副作用がないわけではありません。副作用として、刺した部位（脚の付け根）からの出血、心臓タンポナーデ（心臓に孔が開いて心臓の周りに血液がたまること）、脳梗塞、血管損傷（動脈と静脈がつながってしまうなど）などがあげられます。これらすべてを足すと発生頻度は5％ぐらいですが、このうち比較的重症なものは、心臓タンポナーデの約1％、脳梗塞や一過性脳虚血発作（ＴＩＡ）が1％未満と考えられています。また、とてもまれですが、重篤なものとして、左心房と食道がつながってしまうという副作用もあります。カテーテルアブレーションに伴う死亡率は0ではありませんが、0.1％程度と低いと考えられています。これらの副作用の発生率は、患者さんそれぞれによって異なりますので、担当医ならびに実際に治療を行う医師に相談し、よく説明を聞くことが必要です。

伝えたい
こと

カテーテルアブレーションの副作用は0ではなく、重症なものもあります。担当医から説明を受け、納得してから受けるようにしましょう。

5. カテーテルアブレーションが成功したらお薬（抗凝固薬、抗不整脈薬）は全くいらなくなる？

カテーテルアブレーションが成功したら、もう心房細動とはおさらばだと考えるのが普通かもしれません。実際に、おさらばできている人もたくさんいます。しかし、カテーテルアブレーションを受けたすべての方が、その後心房細動と縁が切れるというわけではないことも知っておいてほしいと思います。

カテーテルアブレーションを1回受けたとしましょう。3か月後にずいぶんよくなったけれども、まだ時々まれに心房細動の発作が出るということがあります。ここで、2つの選択肢が出てきます。もう一度カテーテルアブレーションを受けるか、あるいはずいぶんよくなったのでお薬で様子を見るかという2つの選択肢です。

伝えたいこと

1回目のカテーテルアブレーションが功を奏したとしても、完全に心房細動発作がなくならない時もあります。ここで、2回目のカテーテルアブレーションを受けるか、お薬で様子を見るかは、患者さんの気持ち次第です。

あるいは、こんなこともあります。脳梗塞を起こす可能性の高い方が、抗凝固薬を服用して脳梗塞予防を行っていたとします。この患者さんがカテーテルアブレーションを受けて、1年後には自覚的に完全に心房細動発作がなくなったとしましょう。この時、抗凝固薬はもうのまなくてよいでしょうか。普通に考えると、もうのまなくてもよいような気がしますね。

ところが、実は心房細動発作が出ているけれども、患者さんが気づかなくなっただけなのかもしれません。また、本当に心房細動発作が全くなくなったとしても、やがて再び心房細動発作が生じることがあるのです。こんな時、抗凝固薬の服用をすでにやめてしまっていたら、脳梗塞になってしまう可能性があります。

伝えたいこと

脳梗塞を起こしやすい人は、たとえカテーテルアブレーションが奏功したとしても、無症状の心房細動発作、将来に生じうる心房細動発作に備えて、抗凝固薬の服用は継続する必要があります。

このようなことから、「抗凝固薬を服用したくないから」という単純な目的のためだけに、カテーテルアブレーションをお受けになるのはあまり勧められません。

6. カテーテルアブレーションに向いている人、向いていない人っている？

カテーテルアブレーションを受けるかどうか、迷われている方はたくさんおられると思います。その方々への参考として、「カテーテルアブレーションが向いている」と医師が考える人たちの特徴を述べてみましょう。あくまでも、医師の側から見たものです。

医師は、どのような病気でも、治療というものはすべからくその治療が効きやすい人に行うべきだと考えています。せっかく治療を行ってもよくならないのであれば、医師・患者の努力は無駄になるだけでなく、治療に伴う副作用を被るリスクがあるからです。そのような意味で、医師は、カテーテルアブレーションの予想される効果が高く、かつ副作用を起こしにくい患者さんが、カテーテルアブレーションに向いていると考えます。

そのような、カテーテルアブレーションに向いている患者さんの特徴をあげてみましょう。

●**若年者**……厳密な基準はありませんが、60歳前後までは特に向いていると考えています。少なくとも75歳以下が望ましいでしょう。これ以上年齢が上がると、さまざまな意味での副作用の頻度が増加しがちです。

●**発作性心房細動**……慢性心房細動になると、カテーテルアブレーションの成功率は顕著に低下します。

●**自覚症状がある**……自覚症状がない場合、カテーテルアブレーションを行ったとしても、それが成功したのか、成功していないのかを判断する根拠がなく、その後の治療方針を決めにくくなります。もともと自覚症状があれば、カテーテルアブレーションが成功したかどうかは、患者さん自身がすぐに実感できるでしょう。

●**抗不整脈薬を試したことがある**……カテーテルアブレーションは焦って行う治療ではありません。その意味で、抗不整脈薬が効かない、抗不整脈薬をのむと副作用が出る、あるいは継続的な薬の服用ができない、したくないなどの理由があれば、カテーテルアブレーションがよりふさわしいと考えることができます。

伝えたいこと

カテーテルアブレーションは、若年者で症状のある発作性心房細動に向いています。特に抗不整脈薬を試してみたことのある場合はより向いているでしょう。

向いている条件の逆が、向いていないと医師が考える条件になってしまいます。つまり、高齢者の慢性心房細動は、カテーテルアブレーションに最も向いていないと考えていますし、症状のない発作性心房細動の方や、まだお薬を一度も試したことがない方には、焦らずにゆっくり決めましょうという態度をとることが多いでしょう。

7. 抗不整脈薬やアブレーション以外に用いるお薬ってどういうもの？

抗不整脈薬やアブレーション以外で、お薬を用いて治療する場合というのは、94ページや97ページでいう「心房細動を受け入れて管理する方法」を選んだときということになります。この際に使うお薬はそれほど多くなく、かつ抗不整脈薬やカテーテルアブレーションと比較すると短期的には安全性の高いものになります。しかし、同時に心房細動を受け入れ、あえて完全になくしてしまおうとはしていないことをよく認識して、脳梗塞の予防はきっちりと継続する必要があります。

お薬の種類は3種類です。

①ジギタリス（主な商品名：ジゴキシン）……心房細動の心拍数を低下させます。200年以上もの歴史をもつ伝統的な古いお薬で、心拍数を低下させる効果は弱いのですが、現在でもよく使われています。服用量が多いと「ジギタリス中毒」という状態（めまい、失神、錯乱、物が黄色く見える、吐き気）が生じるので、高齢者では通常、服薬量は控えめに設定しています。

②β《ベータ》遮断薬（主な商品名：メインテート、アーチスト）……薬としての歴史が古いだけでなく、現在は改良が進んだため、使いやすい薬としてよく用いられています。心房細動の心拍数を低下させる効果に優れています。患者さんごとに心拍数を見ながら服薬量を決定します。若干、血圧が下がり気味になることを知っておいたほうがよいでしょう。

③カルシウム拮抗《きっこう》薬（主な商品名：ワソラン、ヘルベッサー）……心拍数を抑える効果に優れています。ただし、心臓のポンプ機能を若干低下させるので、心臓の機能が悪い方にはあまりお勧めできません。

この3種類のお薬は、抗不整脈薬やカテーテルアブレーションよりも歴史が古く、長く生き残ってきた薬と考えることができます。安全性が高いからこそ、歴史の中で生き残ってきたのだと言えそうです。

8.「電気ショック」というのは何をするの？

これまでQ&Aで述べてきた心房細動の治療法以外に、「電気ショック」もあります。これは、現在生じている心房細動を一度停止させ、正常な状態に戻す方法です。あくまでもその効果は一時的で、心房細動の予防や根治とは全く異なるものですから、抗不整脈薬やカテーテルアブレーションのもつ目的と混同しないようにしてください。

電気ショックは、慢性心房細動で「心房細動を取り除く治療」を患者さんが希望された場合に行います。慢性心房細動を取り除くには、①一時的にいったん正常に戻す、②その後心房細動が再発しないようにする、という2つの段階が必要です。この第1段階である「一時的にいったん正常に戻す」ために、この電気ショックが用いられています。

電気ショックの原理は、ＡＥＤ（22～23ページ参照）と同じです。テレビ番組などで、心室細動の患者さんに対して救急現場で行われている様子を観たことのある方がいるかもしれません。心房細動では、患者さんに麻酔で眠ってもらったうえで、胸の表面から強い電流を流します。多くの心房細動で、これでいったんは正常な脈になります。ただし、この効果は一時的なものなので、やがて心房細動が再発してしまいます。心房細動を取り除くためには、その後に抗不整脈薬の服薬やカテーテルアブレーションが必要です。

伝えたいこと

電気ショックは、心房細動を一時的に正常に戻す治療ですが、心房細動の予防効果はありません。また、根治療法でもありません。

したがって、発作性心房細動では、患者さんが「心房細動発作を今すぐにでも正常な状態に戻してほしい」と希望されるような場合以外は電気ショックは行われません。ちなみに、電気ショックで正常な脈になる時に脳梗塞を発症する危険性があるので、電気ショックの前後約1か月間は脳梗塞の予防目的で抗凝固薬を服用する必要があります。

9. ペースメーカーが必要と言われた……

発作性心房細動の患者さんの中で、まれに心房細動発作から正常に戻る時に一過性に心臓がお休みしてしまう方がいます。「心拍数が高い心房細動でドキドキしていたかと思うと、突然めまいや気が遠くなる感じがして、その後脈が正常になっていた」というように表現されます。心拍数の高い心房細動（頻脈：速い脈拍）と数秒間の心臓のお休み（徐脈：遅い脈拍）を同時にもっているわけです。「徐脈頻脈症候群」、あるいは「洞《どう》機《き》能《のう》不全症候群Ⅲ《さん》型」という難しい病名がついています。

速い脈と遅い脈の両者をもっているので、治療する医師としては難しいのです。速い脈をお薬で抑えようとすると、遅い脈がますます遅くなるからです。すべての抗不整脈薬、それに心拍数を低下させるお薬（ジギタリス、β遮断薬、カルシウム拮抗薬）は、遅い脈をさらに遅くさせ、めまいや失神を悪化させます。一方逆に、遅い脈を正常まで増加させる薬もあるのですが、このようなお薬はすべて心房細動を起こしやすくし、かつ心房細動の心拍数も増加させるので、動悸《どうき》は悪化します。

伝えたいこと

速い脈と遅い脈の両者をもつ「徐脈頻脈症候群」は、お薬では管理できないのです。

したがって、お薬以外の方法で治療する必要が出てくるわけです。お薬以外の治療法として2つの治療法があります。

①心臓ペースメーカー……古くから用いられている方法です。ペースメーカーを体内に植え込むと、遅い脈になった時にペースメーカーがそれを感知して、電気信号を心臓に送り、一定の程度以下に心拍数が低下しないようになります。このペースメーカー自体は心房細動には全く影響を与えませんが、遅い脈にはならなくなるので、さまざまな抗不整脈薬や心拍数を低下させるお薬を使えるようになります。

②カテーテルアブレーション……まずカテーテルアブレーションで速い脈だけを治してから考えようという方法です。カテーテルアブレーションで心房細動を治療すると、同時に遅い脈も治ってしまうということがあるからです。必ずしもペースメーカーが不要になる

というわけではありませんが、できるだけペースメーカーを植え込みたくないという方には一考の価値があるかもしれません。

この2つの治療法のどちらがよいかは、一概には言えないので、よく担当医と相談して、担当医の意見を聞いてから選択するようにしてください。

まとめ

心房細動に悩むあなたへ伝えたいこと

本書に登場する68の「伝えたいこと」を一覧にしました。
末尾の数字は掲載ページを示しています。

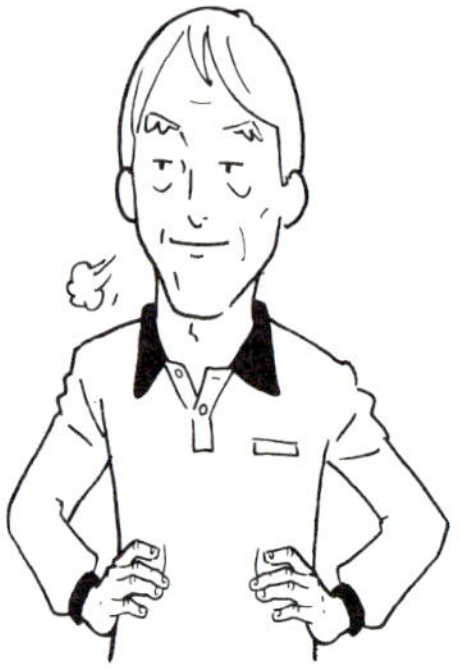

Part 1 心房細動って何？

- 「心房細動」は脈がてんでバラバラになる、「不整脈」の1つ。……10
- 心房細動では、心房に血液がよどみやすくなり、心室のポンプ機能はやや非効率的になります。……12
- 心房細動には、発作性心房細動と慢性心房細動があります。多くの場合、発作性心房細動として発症し、放置すると長期間をかけて慢性心房細動に移行していきます。……13
- 心房細動はまれな病気ではありません。ありふれた病気です。……14
- 心房における血液のよどみ具合、ポンプ機能の悪化の程度は人によってさまざまです。……15

- 心房細動の治療は1つではなく、患者さんそれぞれに合った治療が必要です。……16
- さまざまな検査結果を総合的に判断してはじめて、どんな心房細動であるかが診断されます。……18
- 心房細動は症状のある場合とない場合があります。
高齢化社会では、症状のない心房細動が昔より増加しています。……21
- 心房細動と心室細動：名前は似ているけれども全く異なる病気。安心してください。……23
- 心房細動などを含むすべての不整脈の診断には、症状のある時の心電図が必要なのです。……25
- 実は……心房細動はこれらのありふれた病気〔高血圧や糖尿病など〕のお仲間なのです。……26
- 心房細動には遺伝的素因というものがあるのかもしれませんが、
いわゆる「遺伝病」とは考えなくてよいでしょう。……29
- 食事・運動習慣に気配りをして健康的な生活をしていれば、心房細動になりにくくなります。……30

Part 2 心房細動と聞いて抱く不安

- 患者さんに、「心房細動をほうっておいたらどうなるか」を知ってほしい。……33
- 心房細動では、高血圧と同じように、死亡率が約1.5倍になります。……35
- 心房細動では、脳梗塞が約5倍、心不全が約4倍起きやすくなるので注意が必要です。……36

●心房細動による症状のある人では日常生活に支障も。
逆に、無症状の人は日常生活になんら支障がありません。……36

●大きな不安をもつ必要はありませんが、放置することもできません。
まず、きちんと調べてもらいましょう。……37

●現代では、症状の強い心房細動より、症状が軽いか、全くない人のほうがむしろ多いのです。……38

●心房細動の重症度は、その人のもつ症状の強さとは必ずしも関係がありません。……39

●心房細動はさまざまな方に生じます。だから、患者さんごとに
心房細動の重症度や注意しなければならないことが異なります。……40

●心房細動の治療の前に、まず高血圧や糖尿病などの生活習慣病の管理をしっかりと行ってください。……43

●心臓病があると心房に負担がかかり、心房細動になりやすくなります。……44

●心房細動の他にある病気をまず治療しましょう。
それが、心房細動の治療に好影響を与え、命を長くします。……45

●心房細動の原因が、甲状腺の病気であることがあります。……46

●健康な人の脈拍数は安静時に50～100／分。案外に幅の広いものです。……47

●心房細動の患者さんの心拍数や脈拍数に正常値はなく、患者さんごとに違うものです。……48

●心房細動だからといって特別な日常生活での注意はありません。
ただ、健康的な、規則的な生活を心掛けること、これは心房細動に好影響を与えます。……49

●現時点で、心房細動の患者さんにお勧めできる漢方薬やサプリメントはありません。……50

Part 3 脳梗塞になるかどうか不安

●心房細動では、心房にできた血液の塊が脳の血管の根元で詰まって生じる脳梗塞を起こしやすいのです。……53

●心房細動で生じる脳梗塞は、一般的な脳梗塞より重症です。……54

●心房細動をもつ人すべてが、高い確率で脳梗塞になりやすいというわけではありません。……55

●2000年代の考え方：$CHADS_2$《チャッズツー》スコアが2点以上の心房細動では脳梗塞予防の手段を講じなければなりません。……57

●脳梗塞予防法が進歩した2010年代の現在では、$CHADS_2$スコアが1点以上なら脳梗塞予防を考えたほうがよいでしょう。……57

●アスピリンは心房細動の患者さんの脳梗塞予防に役立ちません。……59

●血液をサラサラにするお薬には、抗血小板薬と抗凝固薬の2種類があります。……61

●心房細動の二大合併症：脳梗塞と心不全。……62

●心不全になりやすいかどうかをきちんと調べてもらうことこそが、心不全の予防法です。……63

●抗凝固薬の副作用は出血。これは効果の逆の側面です。……64

●適切な投与量を守ることと健康的な生活を維持することが副作用を起こしにくくしてくれます。……66

●ビタミンKの摂取量が増えるとワルファリンの効果が弱まります。
納豆が禁止されるのはこのためです。……69

●医師でも、ワルファリンとのみ合わせの悪いお薬すべてを知っているわけではありません。
その度ごとに医師・薬剤師に調べてもらいましょう。……70

●ワルファリンの必要量は人によって異なります。多ければ悪いという意味ではありません。……72

●PT-INRはワルファリンの効果をみる検査。ほぼ2.0あたりが適切だと思われます。……73

●ワルファリンの安易な中止は、脳梗塞を引き起こすことがあります。……74

●抜歯はワルファリンを服用したまま行ってもらってください。
消化管の内視鏡検査・治療の時にも、可能なかぎりワルファリンを服用したまま行うのが理想的ですが、
個々の患者さんごとに適切な方法を検討します。……76

●ワルファリンに代わりうる直接的経口抗凝固薬は、ワルファリンの不便さ（毎回の採血、
服薬量の微調整、食事や他のお薬の制限）を取り除いたことが1番目の特徴です。……77

●直接的経口抗凝固薬の2番目の特徴は、脳梗塞になりにくいだけでなく、
ワルファリンに比べて頭蓋内出血も減ることです。……78

●ワルファリンか、直接的経口抗凝固薬（ダビガトラン、リバーロキサバン、アピキサバン、エドキサバン）かは、

医師との相談で。自分の疑問や希望をきちんと伝えましょう。……80

●抗凝固薬が効いているのは服用している間だけです。やめればその効果はなくなります。……84

●「抗凝固薬を服用していれば100％脳梗塞にならない」とは言えません。人生なのですから。……85

●心房細動の脳梗塞予防は杓子《しゃくし》定規なものではありません。患者さんによってさまざまな個別の事情があり、医師と患者さん、あるいはご家族との間でコンセンサス（合意）を得る必要があることも……。……87

Part 4 心房細動の「ドキドキ感」をなんとかしたい……

●心房細動をお薬で完全に治すことはできません。お薬でできるのは管理（コントロール）することだけです。……91

●残念ながら、心房細動そのものに対する治療法にローリスク・ハイリターンはありません。……93

●心房細動そのものに対する治療法の選択では、患者さんの希望や決定が優先されます。……95

●発作性心房細動と慢性心房細動では、抗不整脈薬やカテーテルアブレーションの効果はずいぶん違います。……96

●抗不整脈薬は完全に発作を予防することはできません。発作の頻度を約1/3にしてくれるというのが一般的な効果です。……98

●抗不整脈薬の種類は豊富ですが、患者さんそれぞれで向き不向きがあります。……100

- 抗不整脈薬の種類、服薬量は、医師の指示に従いましょう。……101
- カテーテルアブレーションという方法は約20年の歴史をもつ、確立された治療法です。……102
- 心房細動のカテーテルアブレーションは、4本の肺静脈から左心房に電気信号が入ってこないようにするものです。……104
- カテーテルアブレーションは、発作性心房細動に対しては安定した結果が望めます。……107
- カテーテルアブレーションの副作用は0ではなく、重症なものもあります。担当医から説明を受け、納得してから受けるようにしましょう。……109
- 1回目のカテーテルアブレーションが功を奏したとしても、完全に心房細動発作がなくならない時もあります。ここで、2回目のカテーテルアブレーションを受けるか、お薬で様子を見るかは、患者さんの気持ち次第です。……110
- 脳梗塞を起こしやすい人は、たとえカテーテルアブレーションが奏功したとしても、無症状の心房細動発作、将来に生じうる心房細動発作に備えて、抗凝固薬の服用は継続する必要があります。……111
- カテーテルアブレーションは、若年者で症状のある発作性心房細動に向いています。特に抗不整脈薬を試してみたことのある場合はより向いているでしょう。……113
- 電気ショックは、心房細動を一時的に正常に戻す治療ですが、心房細動の予防効果はありません。また、根治療法でもありません。……116
- 速い脈と遅い脈の両者をもつ「徐脈頻脈症候群」は、お薬では管理できないのです。……118

あとがき

　心房細動という耳慣れない病名の診断を受けて、「何が何だかよくわからない。でも誰に相談してよいかもわからない。クリニックや病院の外来では時間のことも気になって、なかなか聞きにくい」という思いを持っている患者さんやそのご家族は多いのではないでしょうか。実際に私自身、時間的な制約のある中で、この心房細動という不整脈のことを短い時間で説明し、理解してもらうことはとても難しいと感じることがよくあります。このような中、患者さんやそのご家族に、ご自宅でリラックスしながら心房細動という病気のことを知ってもらうための〝ツール〟があるとよいかもしれないと思い、本書を書きました。

　私は、よい治療は、患者さんがその病気のことをよく理解した上に成り立っていることが多いと思っています。現在の医療は、医師と患者さんの共同作業に他ならなくなっているからです。本書でお示ししたとおり、心房細動の治療は一とおりではありません。おかかりの医師と相談しながら、ご自身に合った治療を受けられることを切に希望しています。本書が、そのような中で、心房細動との向き合い方を考えるための1つの道しるべとなれば、望外の幸せです。

２０１５年12月　著者

山下武志（やました・たけし）
1961年生まれ。1986年東京大学医学部卒業。
専門は循環器内科、特に不整脈。
日本循環器学会認定循環器専門医、日本心臓病学会特別正会員、
日本内科学会認定内科医・指導医、日本心電学会理事、日本不整脈学会理事。

NHK出版 病気がわかる本
心房細動に悩むあなたへ　改訂版

2016（平成28）年1月25日　第1刷発行
2018（平成30）年5月15日　第4刷発行

著　者　　山下武志

発行者　　森永公紀
発行所　　NHK出版

〒150-8081　東京都渋谷区宇田川町41-1
TEL 0570-002-141（編集）　0570-000-321（注文）
ホームページ　http://www.nhk-book.co.jp
振替00110-1-49701
印刷・製本　大日本印刷

ISBN978-4-14-011344-8　C2047